DER SCHLAF
SEINE STÖRUNGEN UND
DEREN BEHANDLUNG

VON

PROFESSOR Dr. **OTTO MARBURG**

WIEN

MIT 3 TEXTABBILDUNGEN

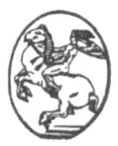

WIEN UND BERLIN

VERLAG VON JULIUS SPRINGER

1928

ISBN-13: 978-3-7091-9680-9   e-ISBN-13: 978-3-7091-9927-5
DOI: 10.1007/978-3-7091-9927-5

ALLE RECHTE, INSBESONDERE DAS DER ÜBERSETZUNG
IN FREMDE SPRACHEN, VORBEHALTEN
COPYRIGHT 1928 BY JULIUS SPRINGER IN VIENNA

Inhaltsverzeichnis.

	Seite
Allgemeine Vorbemerkungen	1
Symptomatologie des Schlafes	6
Die Schlafstörungen	10
A. Die Ursachen der Schlafstörungen	10
B. Die Formen der Schlafstörungen	13
C. Schlafstörungen bei verschiedenen Krankheiten	17
Die Störungen des kindlichen Schlafes	28
Diagnose und Differentialdiagnose (Schlafähnliche Zustände)	31
Die Behandlung der Schlafstörungen	33
Schlafmittelgewöhnung	47

Allgemeine Vorbemerkungen.

Der Schlaf ist ein periodisch wiederkehrender Lebensvorgang mit eigenartiger Bewußtseinstrübung zum Zwecke des Aufbaues wachsender, des Wiederaufbaues verbrauchter Lebensenergien.

Aus dieser Umschreibung des Schlafes — denn zu einer Begriffsbestimmung fehlen noch zu viele Voraussetzungen — geht hervor, daß abgesehen von der Periodizität zwei Momente beim Schlafe im Vordergrunde stehen. Das eine ist die Eigenart der Bewußtseinstrübung oder vielmehr diese selbst, das andere sind assimilatorische Vorgänge, wie sie in gleicher Leichtigkeit und Intensität bei anderen Zuständen des Daseins kaum zu finden sind. Der Schlaf ist offenbar die beste Einstellung des Organismus für assimilatorische Vorgänge, sei es, daß diese dem Wachstum dienen, sei es, daß sie abgenutzte oder durch die Funktionen verbrauchte Teile unseres Organismus ersetzen.

Demzufolge wird man den Schlaf keineswegs a l s R e a k t i o n a u f E r m ü d u n g hinstellen können. Die Ermüdung ist höchstens schlaffördernd, sie ist aber nicht einmal unerläßliche Schlafbedingung; denn erstens schläft der Erwachsene auch ohne jede Ermüdung, zweitens schläft der Säugling auch ohne jede Tätigkeit und drittens weiß man, daß Erschöpfte, besonders geistig Erschöpfte, keinen Schlaf finden. Man wird demnach die These, daß der Schlaf durch Ermüdung bedingt ist oder gar durch ein hypothetisches Ermüdungsgift veranlaßt wird, fallen lassen und in der Ermüdung höchstens ein schlafförderndes Mittel sehen. Nur so kann man Claparède verstehen, wenn er meint, der Schlaf sei da, um die Ermüdung zu verhindern.

Für die Praxis ist aus diesen Tatsachen nur zu folgern, daß man, um einen normalen Schlaf herbeizuführen, eine zu große, besonders eine geistige Erschöpfung vermeiden muß und daß unsere Tätigkeit nie eine streng einseitige sein sollte. Der geistige Arbeiter sollte immer auch ein Maß von körperlicher Leistung vollbringen.

Ein weiteres Moment, das schlaffördernd wirkt, ist — um mich eines Ausdruckes von Trömner zu bedienen — d i e

S i n n e s b l o c k a d e, das ist die Fernhaltung eines jeden äußeren Reizes. Auch hier haben wir keine Schlafbedingung; denn es gibt Menschen, die auch bei wachen oder halbwachen Sinnen Schlaf finden. Es ist jedoch ersichtlich, daß es leichter sein wird, in Schlaf zu geraten, wenn wir die äußeren Eindrücke fernhalten, sowohl die sensorischen als auch die der anderen Sinne.

Das Schlafzimmer soll daher ein Raum sein, der gut ventilierbar ist; müssen wir doch gut ein Drittel des Tages in diesem oft nicht zu großen, abgeschlossenen Raum zubringen, so daß uns wenig reine Atmungsluft zur Verfügung steht. Das heißt aber nicht, daß man bei offenem Fenster schlafen soll, namentlich nicht in der kalten Jahreszeit. Da die Körpertemperatur im Schlafe sinkt, so wird durch das offene Fenster, besonders bei empfindlicheren Menschen, eher Schaden als Nutzen gestiftet. Man vermeide ferner Blumenschmuck im Schlafzimmer, besonders solchen duftender Blumen; aber auch kosmetische Wässer sollten aus dem Schlafzimmer entfernt werden, was, da sich gewöhnlich im Schlafzimmer auch die Waschgelegenheit befindet, leider vielfach nicht der Fall ist. Eine Verfinsterung des Schlafzimmers wird nicht von allen, besonders nicht von nervösen Leuten leicht ertragen, ist aber trotz allem durchzuführen, da selbst sehr nervös veranlagte ängstliche Kinder sich leicht an die volle Finsternis gewöhnen. Leider läßt sich in einer Großstadt der Straßenlärm nicht ganz ausschalten und man kann nicht genug gegen den nächtlichen Unfug auftreten, den Automobile nicht nur durch das rasende Fahren, sondern auch durch das ununterbrochene Hupengeräusch hervorrufen. Andererseits wieder wirken monotone gleichmäßige Geräusche, wie das Ticken einer Uhr, eher schlafbefördernd.

Der Umstand, daß wir uns zum Schlafen in das Bett zurückziehen und womöglich eine weiche Unterlage wählen, ist allein ein Beweis, daß auch die anderen Sinnesempfindungen, wie Druckempfindungen, ausgeschaltet werden. Dabei möchte ich betonen, daß die Lage, die der Mensch beim Schlafen einnimmt, nicht gleichgültig ist. Freilich gibt es Menschen, die nur auf dem Rücken oder die nur auf einer Seite schlafen können, teils rechts teils links. Man braucht in der Linkslage nicht zu fürchten, daß durch Druck auf die Herzgegend eine Schlafstörung eintritt. Das tut nichts zur Sache. Was jedoch von unangenehmen Folgen begleitet sein kann, ist die Lage, bei welcher der Arm dem Kopf als Stütze dient; bei Disponierten kann auf diese Weise leicht eine Schlafdrucklähmung, besonders leicht eine Radialislähmung entstehen. Man wird demzufolge eine mehr schräge Seitenlage einnehmen, wobei man direkt dem Schulterblatt aufliegt. Das läßt sich, wenn man es einige Male durchgeführt hat, leicht festhalten.

Um die Sinne völlig und leichter ausschalten zu können, ist die Nacht die geeignete Schlafenszeit. Sie ist es aber nicht unbedingt, da es Menschen gibt, die beruflich gezwungen sind, tagsüber zu schlafen. Es kommen natürlich hiebei die gleichen Bedingungen in Frage wie nachts und meistens haben solche Menschen die anfänglichen Widerstände bald leicht überwunden und finden die völlige Schlaferholung auch während des Tages.

Der Umstand, daß wir durch die Sinnesblockade leichter in Schlaf geraten, hat zu der Aufstellung verschiedener S c h l a f z e n t r e n Anlaß gegeben, wobei seit Purkinje der Sehhügel (Thalamus opticus) als ein solches Zentrum angesehen wurde, (Trömner, v. Economo), da hier die Möglichkeit der Unterbrechung einer Weiterleitung der Sinnesempfindungen zur Rinde gegeben ist. Von diesem Zentrum aus soll auch die p s y c h i s c h e T ä t i g k e i t d e s G e h i r n s eine Hemmung erfahren, die notwendig ist, um wirklich Schlaf zu finden, also eine dritte der sogenannten Schlafbedingungen von Trömner und Ebbecke.

Wenn wir einen uns nicht interessierenden Vortrag anhören, der eine einschläfernde Wirkung auf uns ausübt, dann hören wir wohl die Worte, verstehen anfänglich auch noch den Begriff, aber die Worte haften in unserem Bewußtsein nicht mehr fest. Sie verlieren das, was wir Gefühlston nennen. Einer der wichtigsten schlaffördernden Umstände ist nun der Verlust gefühlsbetonter Eindrücke oder der Ausschluß jeder Affektivität. Das ist es ja, was so oft den Schlaf stört, daß wir entweder von außen her Eindrücke bekommen, denen ein lebhafter Gefühlston anhaftet, oder aber daß sich in unserem Bewußtsein stark gefühlsbetonte Erlebnisse überwertig aufdrängen. Das zweite Moment der psychischen Hemmung ist der Verlust der assoziativen Verknüpfung von Eindrücken oder inneren Erlebnissen: Das Einordnen derselben in unseren Bewußtseinskomplex geht verloren; Wundt bezeichnet das als den Verlust der Apperzeption.

Diese zwei Momente, die sich besonders beim Einschlafen geltend machen, haben natürlich ihre Folgen in Störungen der höheren seelischen Funktionen: der Kritik, des Willens, der Aufmerksamkeit, so daß es gerade beim Einschlafen zu verschiedenen Illusionen und Halluzinationen kommen kann, wie sie das Traumleben kennzeichnet. Es ist gar kein Zweifel, daß hier eine schwere Funktionsstörung der Hirnrinde vorliegt, so daß es nicht an Autoren gefehlt hat, welche den Schlaf als Störung der Rindentätigkeit, besonders jener des Stirnhirns bezeichnen. Ich selbst habe versucht, diesem Gedanken eine modernere Auffassung zu geben und habe gemeint, daß die Hirnrinde, wie das ja tatsächlich der Fall ist, aus zwei übereinandergelagerten Schichtreihen besteht, deren eine lediglich reaktiven Funktionen dient, die auf äußere Reize hin erfolgen, während die andere das innere Erleben beherrscht. Da diese zwei Schichtreihen, um richtig zu arbeiten, aber aneinandergekoppelt sein müssen, so genügt eine einfache Lösung dieser Schichten, um das herbeizuführen, was wir Schlaf nennen. Man nimmt jedoch jetzt zumeist an, daß auch die Hemmungen für die Rindentätigkeit vom Thalamus opticus aus geleistet werden.

Weniger Beachtung zur Erklärung des Zustandekommens des Schlafes haben die Einflüsse von zu hohen oder zu tiefen Temperaturen gefunden, die gleichfalls schlaffördernd wirken (Wärme- und Kälteschlaf). Neben dem durch exorbitant hohe Temperaturen bewirkten Hitzschlag gibt es typischen Schlaf, der lediglich durch eine von der Hitze hervorgerufene gesteigerte Erschöpfbarkeit bedingt ist. Bekannt ist, daß auch hohe Kältegrade ein gleiches bewirken und so Anlaß zum Erfrierungstod geben. Das spricht wohl sehr für vasomotorische Einflüsse im Schlafmechanismus.

Was immer wir auch als ursächliche Bedingung des Zustandekommens des Schlafes ansehen wollen, er kehrt instinktiv periodisch wieder und ist für den menschlichen Organismus bedeutungsvoller als die Nahrungsaufnahme. Ein Hungerkünstler kann mehrere Wochen ohne Nahrung am Leben erhalten werden. Wir können ihm aber keinen Künstler der Schlaflosigkeit an die Seite stellen; denn wie das Tierexperiment gezeigt hat, gehen schlaflos gehaltene Tiere nach wenigen Tagen, auch wenn man sie dann noch so in Ruhe läßt, unweigerlich zugrunde. Da jede Instinkthandlung letzten Endes aus einer Willenshandlung hervorgegangen ist, so können wir auch im Schlaf eine solche Willenshandlung erblicken, die infolge ihrer Bedeutung für den Organismus automatisiert wurde. Gerade dem Umstande, daß auch der Wille einen Einfluß auf den Schlaf nehmen kann, ist bei den Störungen des Schlafes viel zu wenig Rechnung getragen.

Der normale Schlaf des Menschen zeigt vier Phasen:

1. Die Phase des Einschlafens,
2. die Phase des tiefen Schlafes,
3. die Phase des seichten Schlafes und
4. die Phase des Erwachens.

Am besten läßt sich das durch Kurven versinnbildlichen. Wir sehen, daß das Kind (Czerny) verhältnismäßig rasch eine besondere Schlaftiefe (Abbildung 1) erreicht, oft schon in der ersten, mitunter aber auch erst in der zweiten Stunde. Hierauf sinkt die Schlaftiefe herab, der Schlaf wird seichter, um sich nach sieben Stunden wieder zu vertiefen und in der neunten Schlaf-

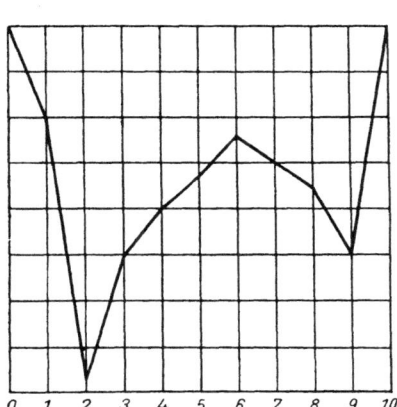

Abbildung 1. Schlafkurve des Kindes.

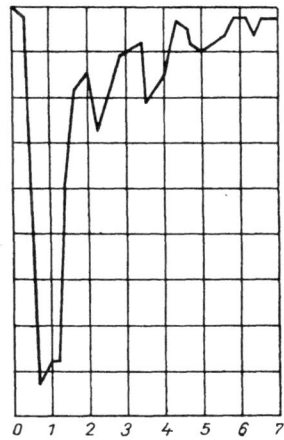

Abbildung 2. Schlafkurve des Erwachsenen (Abendtypus).

stunde eine wenn auch nicht so große Tiefe wie zu Anfang zu erreichen. Dann sinkt die Kurve wieder ab.

Der Erwachsene zeigt diese zweite Schlaftiefe nicht mehr. Er erreicht gleichfalls ziemlich rasch, schon nach einer Stunde, die Schlaftiefe (Abbildung 2). Nach zwei Stunden beginnt er die Phase des seichten Schlafes, um gegen Morgen zu mit kleinen Schwankungen immer wacher zu werden. Man nennt diesen Schlaftypus des Erwachsenen den A b e n d t y p u s, wenn nach einer kurzen Phase des Einschlafens sofort der tiefe Schlaf einsetzt, um nach zwei bis drei Stunden in einen seichten Schlaf überzugehen und morgens in einer kurzen Phase des Erwachens auszuklingen. Diese Form des Schlafes bringt auch die nötige Erholung und Frische zur Arbeit.

Es gibt nun eine zweite Form des Schlaftypus, die man den Morgentypus (Abbildung 3) zu nennen pflegt (Michelson). Hier zeigt sich eine Annäherung an die Kinderkurven, nur mit dem Unterschiede, daß die Schlaftiefe etwas schwerer erreicht wird, erst in der dritten bis vierten Schlafstunde, daß dafür aber auf das Abklingen der Schlaftiefe sofort wiederum ein Ansteigen der Kurve und eine neuerliche Schlaftiefe, wenn auch nicht so hochgradig, in der sechsten und siebenten Stunde erfolgt. Das sind die Abendarbeiter, denen es morgens schwer fällt aufzustehen, während die Menschen mit dem Abendtypus abends leicht ermüden, dafür aber sich morgens erfrischt erheben.

Während normaler Weise das Einschlafen unmerklich erfolgt und ziemlich rasch den Zustand des Schlafbewußtseins erreichen läßt, ist das Erwachen auch normaler Menschen nicht immer leicht Kurzdauernde Desorientierung (Schlaftrunkenheit), Gliederschwere (Sichreckelnmüssen), Frösteln (vasomotorische Erscheinungen) sind Dinge, die nicht aus der Norm fallen.

Symptomatologie des Schlafes.

Man kann von einer klinischen Symptomatologie des Schlafes sprechen, da nahezu alle Organe im Schlafe in einer bestimmten Weise ihren Zustand ändern.

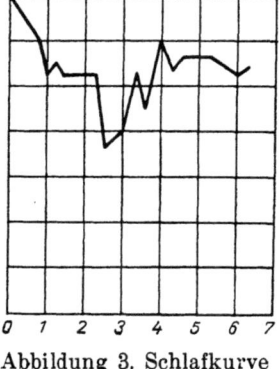

Abbildung 3. Schlafkurve des Erwachsenen (Morgentypus).

Wenn wir von den sinnfälligsten Symptomen ausgehen, so sind es zunächst solche der quergestreiften Muskulatur. Die Glieder werden schwer, das heißt, sie verlieren ihre Spannung, also ihren Tonus; der Kopf sinkt nach vorn, man sucht eine Stütze für Arme und Beine. Auch der Unterkiefer hängt gewöhnlich herab. Die Augenlider können nur mit Mühe offen gehalten werden. Diese Tonusverminderung der Muskeln läßt sich in allen Phasen des Schlafes nachweisen. Sie geht einher mit einer allerdings nur ganz leichten Herabsetzung der Sehnenreflexe und Hautreflexe. In der Mehrzahl der Fälle wird eine Prüfung dieser Reflexe große Schwierigkeiten bereiten, weil die meisten Menschen dabei aufwachen. Aber bei Simulanten wird sich gerade die Prüfung der Reflexe und deren nahezu normales Verhalten im Schlafe als wichtig erweisen. Das gilt besonders auch für die Pupillenreflexe. Auch die Pupillen, die meistens im tiefen Schlafe so groß wie ein Stecknadelkopf sind, reagieren auf Lichtreiz. Es scheint nicht den Tatsachen zu entsprechen, daß es normalerweise zu einem Schwinden der Reflexe im tiefsten Schlaf kommen kann. Interessant ist auch, daß die Augen im Schlaf entweder nach innen oben oder auch nach außen oben, also in konvergenter oder divergenter Schielstellung anzutreffen sind, daß ferner der Augenschluß nicht nur durch ein Herabsinken des Oberlides bedingt ist, sondern durch eine aktive Kontraktion des Musculus orbicularis oculi.

Es wäre weiters verfehlt anzunehmen, daß im Schlafe eine absolute Bewegungslosigkeit herrscht. Es genügt, einen Schläfer zu kitzeln, und er wird eine ganz zweckentsprechende Abwehrbewegung vornehmen und seine Bewegungen erfolgen scheinbar unwillkürlich auch dann, wenn der Druck der Unterlage zu hart wird, gleichsam als Selbstschutz. Es scheint, daß die im Schlaf scheinbar spontan vorkommenden Bewegungen offenbar auch reaktiv auf irgend einen Reiz hin erfolgen. Daß aber auch höherstehende Bewegungen im Schlafe zustandekommen können, beweist der Schlafwandler, von dem noch später die Rede sein wird.

Was nun die glatte Muskulatur anlangt, so verhält sie sich bis zu einem gewissen Grade ähnlich den quergestreiften Muskeln, ohne natürlich in der Intensität der Erscheinungen diesen gleichzukommen. Auch das Herz arbeitet oberflächlicher. Die Spannung in den Gefäßen der Pheripherie läßt etwas nach.

Es scheint, daß sich die Gehirngefäße wenigstens beim Einschlafen anders verhalten; es tritt zwar auch hier eine Hyperaemie ein, aber auch die Pulsschläge sind etwas höher, voller. Es käme danach scheinbar zu einer besseren Durchblutung des Gehirns, wenn man nicht wüßte, daß in der Zeiteinheit bei weiteren Gefäßen die Strömungsgeschwindigkeit des Blutes absinken würde.

Der Umstand, daß die Haut besser durchblutet ist, was für die inneren Organe nicht gilt, bringt es mit sich, daß sich gerade beim Einschlafen Juckreiz unangenehm fühlbar macht, daß Brennen in den Gliedern auftritt, Umstände, die bei nervösen Personen sehr leicht das Einschlafen verhindern.

Die Atmung wird gleichmäßig; sie wird mehr kostal, verlangsamt, aber vertieft. Ihr geht ein wiederholtes tiefes Einatmen (Gähnen) voraus, das der Sauerstoffverarmung im Gehirn entgegenarbeitet. Das Schnarchen, das sich bei einzelnen Schläfern findet, ist bedingt durch die Tonusänderung der Muskeln der Mundbucht.

Infolge der Veränderungen der Herz- und Gefäßarbeit sowie der Atmungstätigkeit wird der gesamte Stoffwechsel herabgesetzt. Es kommt zum Absinken der Temperatur im Schlafe um einen halben bis einen Grad. Demzufolge soll auch die Wärme des Schlafzimmers eine entsprechende sein, um bei dem Ausfall der Eigenwärme nicht etwa zu sogenannten Erkältungskrankheiten Veranlassung zu geben.

Sehr wesentlich ist, daß der Gastrointestinaltrakt (die Magendarmtätigkeit) im Schlafe eigentlich wenig leidet, im Gegensatze zur Nierentätigkeit, die, wenn auch wenig, so doch etwas eingeschränkt ist, während die Speicheldrüsen ihre Tätigkeit im Schlafe sehr wesentlich einengen und die Trockenheit des Mundes ein bekanntes Schlafsymptom ist, ähnlich wie die Trockenheit der Augen (das bekannte Sandmännchen) durch eine stark eingeschränkte Tätigkeit der Tränendrüsen bedingt ist. Die Schweißdrüsen dagegen zeigen im Schlafe eher eine gesteigerte Tätigkeit; es ist dem Praktiker gewiß bekannt, daß Menschen, die nach kurzem Erwachen morgens wieder einschlafen, häufig einen Schweißausbruch zeigen, ebenso wie sich ein solcher Schweißausbruch bei ängstlichen Träumen zeigen kann. Auch Nervöse schwitzen sehr leicht im Schlafe und auch kleine gastro-intestinale Störungen können vielleicht auf dem Wege einer leichten Intoxikation ebenfalls Schweiß hervorrufen. Man hüte sich demnach, jeden nächtlich Schwitzenden als tuberkuloseverdächtig zu bezeichnen. Das Schwitzen von Tuberkulosen ist nur eine Steigerung der normalen Schlaftätigkeit der Schweißdrüsen. Bekannt ist weiters, daß besonders Säuglinge und Wöchnerinnen leicht im Schlafe schwitzen, auch vollkommen gesunde.

Der Umstand, daß die Bewegungen der willkürlich innervierten Muskulatur reflektorisch entstehen, beweist, daß auch der sensibel-sensorische Apparat im Schlafe ansprechbar ist. Wer kennt nicht die Tatsache, daß stillende Mütter auf das leiseste Weinen des Kindes den Schlaf unterbrechen? Jede Schmerzempfindung im Schlafe löst eine Abwehrreaktion aus, doch wechselt die Stärke der Reaktion sowie auch die Stärke des Reizes, der eine solche Abwehrreaktion auslöst, mit der Tiefe des Schlafes.

Wenn wir also schon aus dem eben angeführten auf eine Tätigkeit der nervösen Zentralorgane im Schlafe schließen können, so muß man das noch mehr bei Berücksichtigung der psychischen Vorgänge im Schlafe. Man spricht direkt von einem Schlafbewußtsein, wie man von einem Wachbewußtsein spricht, und es wird selbstverständlich die Ansprechbarkeit dieses Schlafbewußtseins abhängig sein von der Schlaftiefe. Wir bekommen auch im Schlafe von einem äußeren Reize gelegentlich eine Vorstellung. Doch tritt diese Vorstellung nicht als solche in unser Bewußtsein, sondern sie wird verfälscht zum Traumerlebnis. Daß ein äußerer Reiz zu einem adäquaten Traumerlebnis führen kann, ist heute außer jedem Zweifel. Es ist aber die Frage, ob es immer ein äußerer Reiz sein muß, der den Traum bedingt, ob nicht vielleicht auch Triebe und Affekte, die infolge der Kritik des Wachbewußtseins unterdrückt sind, im Schlafe an die Oberfläche treten und Träume bedingen, ein Umstand, der für die Traumdeutung nach Freud von großem Belange ist. Ebenso bekannt ist, daß manches Traumerlebnis stark an Vorstellungen psychisch Kranker erinnert, indem Illusionen und Halluzinationen eine Rolle spielen und aus der Vorstellung eine Handlung entsteht, in der man selbst tätig ist. Daß solche Träume aber auch zu effektiven Handlungen führen, beweist das Schlafwandeln, das Sprechen aus dem Schlafe, das Gestikulieren vieler Träumender. Es ist nicht ohne Interesse, daß die Traumsprache an die Sprache sensorisch Aphatischer erinnert. Daß auch die Affektivität im Traume ansprechbar ist, beweisen die Angstträume (Alpdrücken), die im Gefolge irgendwelcher Atmungsbehinderungen aufzutreten pflegen.

Ein sehr wichtiges Charakteristikum des Schlafbewußtseins ist das nahezu vollständige Vergessen der Träume. Nur wenn ein Traum knapp vor dem Erwachen in Erscheinung tritt oder besonders affektbetont ist, können wir uns an ihn erinnern, aber auch da zumeist nur unvollständig. Daß es eine Zeitschätzung im Schlafe gibt, dafür wird als Beweis angeführt, daß man sich auf ein Erwachen zu einer bestimmten Zeit einstellen kann. Die Tatsache ist nicht zu leugnen, aber ihre Deutung ist so verschieden, daß wir heute noch nicht sicher sind, ob hier tatsächlich eine eigene Gehirnleistung vorliegt.

Ein sehr wesentliches Moment ist die Dauer des Schlafes.

Man rechnet gemeinhin als Dauer des Schlafes etwa acht Stunden für den Erwachsenen. Davon fällt auf die Phase des Einschlafens meistens nur eine kurze Zeit, oft nur wenige Minuten; es dauert eine Stunde, bis der tiefste Schlaf erreicht ist. Der Säugling schläft fast ununterbrochen Tag und Nacht. Aber schon nach wenigen Monaten hält sich das Kind für einige Stunden des

Tages wach, um schließlich im ersten Jahre noch 18 Stunden zu schlafen. Bis zum fünften Lebensjahre sind ungefähr 14 Schlafstunden die Norm, die allerdings nicht nur in der Nacht konsumiert werden, sondern von denen zwei Stunden auf den Tag entfallen können. Von da ab, also im fünften bis sechsten Lebensjahr sind etwa zwölf Stunden Nachtschlaf nötig und vom Schulbeginn bis über die Pubertät hinaus etwa 10 Stunden. Von da sinkt dann die Schlafenszeit auf die Norm der Erwachsenen von ungefähr acht Stunden, bleibt bis etwa zum fünfzigsten Lebensjahre in dieser Intensität, sinkt nach dem fünfzigsten Lebensjahr allmählich ab, um nach dem fünfundsechzigsten Lebensjahr mit 3 bis 4 Stunden ein Minimum zu finden, wobei es ziemlich gleichgültig ist, ob diese Zeit als Nachtschlaf oder als Tagschlaf verbracht wird (Lechner). Es beträgt also die mittlere Schlafdauer beim

Säugling	nahezu 24 Stunden
im 1. Jahre	18 Stunden
vom 2. bis 5. Jahre	14 Stunden
im 5. bis 6. Jahre	12 Stunden
vom 7. bis 14. Jahre	10 Stunden
vom 15. bis 50. Jahre	8 Stunden
vom 50. bis 60. Jahre	5 bis 6 Stunden
nach 65 Jahren	3 bis 4 Stunden

Es handelt sich hier jedoch um keine allgemein gültigen Durchschnittszahlen. Man kann vielmehr die Meinung vertreten, daß der Schlaf oder seine Dauer und sein Charakter constitutionell gefärbt ist. Es gibt Familien von Langschläfern, ebenso wie es Familien gibt, die mit einem verhältnismäßig kurzen Schlaf (Kurzschläfer) ihr Auslangen finden. Ein Gleiches gilt auch für die Schlaftiefe, sodaß man von einer Schlafkonstitution sprechen kann.

Die Schlafstörungen.

A. Die Ursachen der Schlafstörungen.

Als Ursachen der Schlafstörungen kommen zwei Hauptgruppen in Betracht, somatische und psychische.

Von den somatischen Ursachen der Schlafstörungen möchte ich die respiratorischen an die Spitze stellen. Jede Atmungsbehinderung kann Anlaß einer Schlafstörung werden. Das gilt schon von einem einfachen Schnupfen, mehr noch von den chronischen Katarrhen der Nase und der Nebenhöhlen. In dem Augenblick, als die Nase verlegt wird, die Mundatmung eintritt, der Mund austrocknet, kommt es gewöhnlich unter Eintreten eines Angsttraumes zum Erwachen. Das gleiche, was hier für die Nase gesagt wurde, gilt natürlich auch für den Kehlkopf und für die Lunge.

In zweiter Linie stehen die cardio-vasculären Störungen. Das sind alle Arten von nicht kompensierten Herzfehlern, Myokardaffektionen, Schwankungen des Blutdruckes sowohl im hypo- als hypertonischen Sinne, also alles Zustände, die eine Änderung der Hirnzirkulation mit sich bringen können. Aber auch die funktionellen Herzstörungen, wie Tachycardieen und Extrasystolieen bedingen ähnliches. Es ist nun nicht ohne Interesse zu sehen, daß eine ganze Anzahl schwerer Hypertoniker gut schläft und daß ganz leichte Hypertoniker schlecht schlafen; ebenso kann man das bei der Hyperaemie und der Anaemie des Gehirns konstatieren. Ich glaube demnach, daß bei den cardio-vasculären Zuständen, soferne sie nicht zu schwerer Dyspnöe Veranlassung geben, der nervöse Faktor oft eine größere Rolle spielt als der somatische. — Anschließend seien auch die generellen Anaemien und lokalen Zirkulationsstörungen angeführt, die — man denke nur an die kalten Füße — häufig den Schlaf, besonders das Einschlafen behindern.

Daß gastro-intestinale Beschwerden zu Schlafstörungen Veranlassung geben, steht außer Zweifel. Auch hier sind es wieder nicht die schweren Veränderungen der Darmschleimhaut, sondern die leichten dyspeptischen Katarrhe mit abnormen Gasbildungen im Magen, die Zwerchfellhochstand bedingen und dadurch auf dem Umwege über die Atmung schlafstörend einwirken. Das Gleiche gilt ja auch bis zu einem gewissen Grade für die Gasbildungen des Darmes.

Der Urogenitalapparat wirkt dann schlafstörend, wenn irgendwelche Störungen in der Miktion vorhanden sind, wie zum Beispiel bei Prostatikern, die in verhältnismäßig kurzen Intervallen von Harndrang belästigt werden. Auch der mangelhafte Sphincterschluß, der Anlaß zu Enuresis nocturna wird, kann schlafstörend sein. Das Gleiche gilt für den Priapismus.

Daß Schmerzen eine unliebsame Unterbrechung oder sogar Verhinderung des Schlafes bedingen können, braucht nicht besonders betont zu werden. Allerdings bedarf es einer gewissen Intensität des Schmerzes, um schlafstörend zu wirken. Das gleiche gilt für Temperatursteigerungen durch Fieber.

Auch organische Nervenkrankheiten sind imstande, ohne daß sie die Psyche alterieren, Schlaflosigkeit zu bedingen, und zwar sind es vorwiegend Krankheiten, die die vasculären und die Druckverhältnisse des Schädelinnern beeinflussen. So sieht man oft Meningitiden sich initial durch Schlafstörungen anzeigen. Auch Hirntumoren können, ohne daß ein sehr wesentlicher Kopfschmerz bestünde, mit Schlaflosigkeit beginnen; umgekehrt gibt es Tumoren des Gehirns, bei denen gelegentlich eine Verlängerung des Schlafes und eine besondere Vertiefung zu konstatieren ist; das sind die Tumoren der Hypophyse. Bekannt ist auch die initiale Schlaflosigkeit der Paralytiker, die wohl meningealen Ursprungs ist. Und schließlich muß man auch die Schlafstörungen gewisser Psychosen hieher rechnen, besonders die der senilen Psychosen.

Die zweite Hauptgruppe der psychischen Schlafstörungen oder der nervösen im eigentlichen Sinne, finden sich vorwiegend bei drei verschiedenen Krankheitstypen. Bei der Neurasthenie, bei der Hysterie und bei den cyklischen Verstimmungszuständen (den periodischen Psychosen). Sie sind es eigentlich, welche die Hauptmasse aller Schlafstörungen ausmachen und es ist sehr merkwürdig, daß sie klinisch ein ziemlich einheitliches Bild darstellen und nur durch die Züge der Grundkrankheit ein wenig modifiziert sind. Man kann weiters sagen, daß alles was eine gesteigerte Erregung hervorruft, besonders abends schlafstörend wirken kann.

Außer diesen beiden Hauptgruppen kommen auch toxische Momente als Ursache der Schlafstörungen in Frage. Während bei alkoholtoleranten Menschen der Alkohol schlafbringend wirken kann (Schlaftrunk), sieht man bei Alkoholintoleranten gelegentlich das umgekehrte. Hier ist schon ein Glas Wein imstande, die Erregbarkeit derart zu steigern, daß es zur völligen Schlaflosigkeit kommen kann. Das gilt noch mehr für den (schwarzen) Kaffee und selbst auch für den harmlosen Tee; es gibt Menschen denen eine Tasse schwarzen Kaffees am Abend genossen den Nachtschlaf vollständig raubt. Das gleiche gilt für das Nikotin. Eine zu starke Zigarre abends geraucht, kann den Schlaf vertreiben.

Ob es sich bei der Schlaflosigkeit, die man manchmal bei schwer marantisch-kachektischen Personen findet, um toxische Wirkungen handelt oder um einen übermäßig hohen Grad von Erschöpfung, ist nicht zu entscheiden.

Noch eines Momentes muß hier gedacht werden, das ist der Sexualität. Exzesse in Venere können schwere Schlafstörungen in Gefolge haben. Doch kann das bei Nervösen auch schon durch einen forcierten Coitus bedingt sein. Coitus interruptus kann aber auch bei normalen Menschen, besonders aber bei Nervösen Anlaß werden zu schwerer dauernder Schlafstörung.

B. Die Formen der Schlafstörungen.

Man muß, wenn man Schlafstörungen beurteilen will, vor allem drei Grundgesetze berücksichtigen.

Das erste Grundgesetz ist, daß beim Schlafe und seinen Störungen das konstitutionelle Moment immer zuerst in Frage kommt, daß es langschlafende, kurzschlafende, leichtschlafende und schwerschlafende Familien gibt.

Als zweiter sehr wichtiger Umstand ist hervorzuheben, daß fast alle, auch die organisch bedingten Schlafstörungen eine psychische Komponente haben, wenn sie nicht überhaupt psychisch zu erklären sind. Ich habe schon erwähnt, daß es organische Krankheiten gibt, die das eine Mal mit, das andere Mal ohne Schlafstörung einhergehen, offenbar deshalb, weil die organischen Krankheiten bei den nervösen Menschen anders in Erscheinung treten als bei den nicht nervösen.

Und als drittes sehr wesentliches Moment kommt noch hiezu die Neigung der Schlafstörungen sich zu fixieren. Wenn jemand beruflich gezwungen ist, zwei- bis dreimal des Nachts zu bestimmter Stunde aufzustehen, so wird er dann durch längere Zeit immer zu dieser Stunde zu erwachen pflegen, auch wenn dieses Aufstehen nicht mehr nötig ist. Auch diese Fixation einer Störung, die man bei stillenden Müttern beispielsweise nach dem Abstillen des Kindes findet oder die sich bei Ärzten, die des Nachts im Schlafe des öfteren zu gleicher Stunde gestört wurden, zu zeigen pflegt, ist selbstverständlich bei nervösen Personen viel häufiger als bei nicht nervösen.

Man kann die Schlafstörungen in quantitative und qualitative differenzieren. Diese quantitativen und qualitativen Störungen betreffen entweder den Gesamtschlaf oder einzelne Phasen des Schlafes. Man kann im vorhinein schon hervorheben, daß quantitative und qualitative Störungen in einander fließen und daß sich in praxi solche Unterscheidungen, wie sie im folgenden aufgestellt werden, in reinen Formen nicht immer finden.

Was zunächst die Quantität des Schlafes anlangt, so darf man keineswegs glauben, daß die früher angeführte Dauer des Schlafes in allen Fällen zutrifft. Es gibt konstitutionelle Kurz- und konstitutionelle Langschläfer. Ich kenne Personen, die besonders nach dem fünfzigsten Lebensjahre mit sehr wenig

Stunden Nachtschlaf ihr Auslangen finden. Und ich habe einen großen Gelehrten gekannt, der, wenn er nicht zwölf bis dreizehn Stunden Schlaf hatte, einfach arbeitsunfähig war; dies über das sechszigste Jahr hinaus.

Meistens sind es die organischen Leiden, die den Schlaf kürzen, mitunter aber ist auch das Gegenteil der Fall. Ich erinnere nur an einzelne Hypophysentumoren, bei denen eine auffallende Schlafverlängerung eintreten kann. In der Mehrzahl der Fälle sind es aber doch die psychischen Erkrankungen, die die Länge oder die Kürze des Schlafes beeinflussen und die schließlich zur vollständigen Schlaflosigkeit Anlaß geben (gewisse Psychosen, seltener Neurasthenie und Hysterie). Es ist aber ohne Zweifel, daß auch die völlige Schlaflosigkeit somatisch bedingt sein kann, man denke nur an die schwere Atemnot mancher Herzkranker oder Emphysematiker oder an die Schlaflosigkeit bei heftigsten Schmerzen in Fällen von Neoplasmen oder auch einfachen Neuralgien.

Übrigens ist es sehr interessant, daß man bei genauem Zusehen mit der Diagnose Schlaflosigkeit sehr vorsichtig sein muß. Das gilt auch für die letztangeführten Fälle. Man kann solche Kranke gelegentlich in einem leichten Schlaf antreffen, bei dem sie scheinbar noch Kontakt mit der Außenwelt haben, indem sie beispielsweise schon das geringste Geräusch weckt. Da sich nun ein solcher Schlafzustand bei den schwer erkrankten bettlägerigen Patienten auch des Tags findet, so kann man von einer eigentlichen absoluten Schlaflosigkeit in diesen Fällen nicht sprechen. Man darf nie vergessen, daß der Kranke selbst kein sicheres Urteil über seinen Schlafzustand hat und daß man in dem Hindämmern während der Schlaflosigkeit leicht Phasen oberflächlichen Schlafes am Morgen ebenso vergessen hat, wie man den Traum vergißt.

Bezüglich der Q u a l i t ä t d e s S c h l a f e s sind zunächst der oberflächliche Schlaf und der tiefe Schlaf zu unterscheiden. Der o b e r f l ä c h l i c h e S c h l a f ist dadurch charakterisiert, daß nie die volle Schlaftiefe erreicht wird und daß die Erweckbarkeit eine ungemein leichte ist, im Gegensatze zum t i e f e n S c h l a f, der dadurch charakterisiert ist, daß die Schlaftiefe auch in der zweiten Phase des Schlafes anhält und die Erweckbarkeit besonders in den Morgenstunden eine schwierige ist. Man muß selbstverständlich dabei auf den Schlaftypus Rücksicht nehmen und besonders den Abendtypus in solchen Fällen voll berücksichtigen, da bei dem Morgentypus ja schon normalerweise der Morgenschlaf ein tieferer ist. Solche Störungen der Schlaftiefe oder, besser gesagt, der Erweckbarkeit aus dem Schlafe finden sich gleichfalls sowohl bei somatischen als auch psychischen Erkrankungen. Doch ist ihre Intensität gewöhnlich keine sehr große. Bei den leichteren somatischen Affektionen sind diese Störungen öfter zu treffen als bei schwereren. Selbstverständlich darf man auch hier nicht das konstitutionelle Moment vergessen. Interessant ist, daß man besonders bei nervösen Kindern beide Arten dieser Schlafstörungen nebeneinander antrifft, das eine Mal die eine, das andere Mal die andere.

Viel wesentlicher als diese allgemeinen qualitativen Veränderungen ist eine Veränderung die man vielleicht als **vielfach unterbrochenen Schlaf** bezeichnen könnte. Hier kann die Schlafkurve normal sein, aber aus irgendwelchen Gründen wird der Schlaf wiederholt in der Nacht gestört. Eines der besten Beispiele dafür ist der Prostatiker, der infolge Harndranges oft in der Nacht geweckt wird. Aber auch Dyspeptiker, besonders solche mit Gasblähungen, werden Nachts nicht selten geweckt; hier scheint auf dem Umwege des Zwerchfellhochstandes und dadurch einer Atemstörung ein Weckreiz gesetzt zu werden; gewöhnlich wachen solche Kranke mit heftigem Herzklopfen und Angstgefühlen auf. Auch ein heftiger Schweißausbruch, wie er ja des Nachts gelegentlich vorkommt, kann als Weckreiz wirken. Daß aufregende Träume vielfach schlafstörend wirken, ist zu bekannt, um hervorgehoben zu werden; auch hier ist es der Angstaffekt, der den Schlafenden weckt, und das kann sich des Nachts wiederholt ereignen. Es ist nicht unwahrscheinlich, daß dabei gleichfalls gelegentlich für die gleichzeitige Auslösung der Träume und des Angstaffektes ein Zwerchfellhochstand in Frage kommt.

Ernster schon sind gewisse Störungen im Schlafe, die hauptsächlich mit motorischer Unruhe zusammenhängen (Trömner, Zappert u. v. a.). Von Trömner als **motorische Schlafstörungen** bezeichnet werden unter diesem Gesichtswinkel ganz verschiedenartige Erscheinungen zusammengefaßt. Von einfachen Jaktationen im Schlafe bis zu ticähnlichen Bewegungsstörungen, Schlafwandeln, epileptischen Anfällen, Enuresis nocturna gibt es nicht nur Übergänge, sondern zweifellos Zwischenstufen, die noch später bei der Besprechung des kindlichen Schlafes genauer auseinandergesetzt werden sollen.

Weitere Schlafstörungen sind die der **Störung der einzelnen Schlafphasen**. Die wichtigste Störung ist die **Störung des Einschlafens**. Oft wird durch diese Störung das Einschlafen ungewöhnlich verlängert, nicht nur bei den Morgenschläfern, sondern auch bei sonst ganz normalen Abendschläfern. Trömner hat für das Einschlafen drei Faktoren als maßgebend genannt: Die Konstitution, die Ermüdung und als letzten Faktor Erregungen, welche die Hirnrinde betreffen. Er selbst meint auch, daß die Erregungen, die man als Affekte bezeichnet, hier besonders maßgebend sind, nicht so sehr die Sinnesreizung im allgemeinen. In der Tat, die wichtigste Störung des Einschlafens ist eine gesteigerte Affektivität, sei es in positivem oder in negativem Sinn, indem Freude oder Trauer gleich wirksam sind. Jede Art der Erregung kann da selbst bei ganz normalen Menschen wirksam sein. Am meisten aber wirkt der Angstaffekt, die hypochondrische Einstellung mancher Nervöser. Wenn irgendwo, so wird hier die Fixation am deutlichsten verspürt und macht sich am meisten fühlbar. Wer einmal schwer eingeschlafen ist, wird sehr häufig schwer einschlafen und es kann schließlich überhaupt zu einem Dauerzustand des verlängerten Einschlafens kommen. Das kann so weit gehen, daß der größte Teil der Nacht wachend zugebracht wird und daß sich erst in den Morgenstunden aus Erschöpfung Schlaf einstellt.

Im Gegensatz zu dem verspäteten Einschlafen steht **das frühe Erwachen**. Es hängt zum Teile mit der Qualität des Schlafes zusammen, zum Teile aber ist es rein äußerlich durch irgend einen Weckreiz bedingt. Auch hier spielt der Affekt eine große Rolle, wiederum besonders der Angstaffekt, der den Schlafenden so munter macht, daß er in der zweiten Hälfte der Nacht gewöhnlich keinen Schlaf mehr findet. Sehr häufig sieht man Fälle, bei denen dieser Weckreiz in dem Augenblicke einsetzt, wo der Schlaf aus der Phase der größten Tiefe in die Phase des oberflächlichen Schlafes gerät, also zwei bis drei Stunden nach dem Einschlafen, das ist tatsächlich jene Zeit, in welcher die Schlaftiefe eine sehr geringe ist, geringer als in den späteren Phasen des Schlafes. Und da genügt ein ganz minimaler äußerer Reiz, um den Schlaf zu unterbrechen. Es liegt dann immer nur im Wesen der Grundkrankheit, um wieder einzuschlafen oder dauernd wach zu bleiben. Auch hier ist die Affektivität als Hauptursache des Nichtwiedereinschlafenkönnens zu bezeichnen, auch hier ist es in allererster Linie der Angstaffekt, der das Weiterschlafen behindert.

C. Schlafstörungen bei verschiedenen Krankheiten.

Es ist natürlich unmöglich, hier alle somatischen Krankheiten in bezug auf ihre Schlafstörungen anzuführen. Aber es ist leicht möglich, allgemein geltende Grundsätze aufzustellen. Selbstverständlich muß man bei all diesen Schlafstörungen die konstitutionelle und psychische Komponente berücksichtigen. Aber abgesehen von dieser gibt es bei den einzelnen Krankheiten bestimmte Formen der Schlafstörungen.

Alle jene Leiden, die mit einer gesteigerten Affektivität einhergehen, besonders mit Angstaffekten verknüpft sind, haben das Einschlafen gestört. Das gilt übrigens auch für den normalen Menschen, bei dem Erregungen, die eine gewisse Höhe erreichen, das Einschlafen stören. Vorwiegend aber sind es die Krankheiten des Respirationstraktes durch Atembehinderung und die des cardio-vasculären Apparates, besonders dann, wenn das Myocard affiziert ist und vasomotorische Erscheinungen eine Rolle spielen. Der begleitende Angstaffekt läßt solche Kranke keinen Schlaf finden. Sie wechseln die Lage, ja sie verlassen gelegentlich das Bett, um sitzend Schlaf zu finden. In der Regel wird die Müdigkeit schließlich so groß, daß der Angstaffekt überwunden wird und die Kranken einen seichten Schlaf finden, der allerdings je nach der Intensität der Grundkrankheit oft ein vielfach unterbrochener ist. Es ist bekannt, daß Leute mit schwerer Incompensation, mit schwerer Myocardaffektion oder mit schwerer Arteriosklerose oft die Nächte schlaflos zubringen, daß also bei solchen Fällen der Gesamtschlaf gestört wird. Eine Sonderstellung nimmt der Luetiker ein, bei dem erfahrungsgemäß gleichfalls das Einschlafen gestört ist, aber zumeist durch das Auftreten von Schmerzen, wie das ja auch bei den Arteriosklerotikern gelegentlich der Fall ist. Bei dem Luetiker leidet der Schlaf bis nach Mitternacht und es ist interessant, daß solche Fälle gerade die Phase des oberflächlichen Schlafes nahezu vollständig konsumieren, weil sie durch das lange Wachbleiben erschöpft sind, und weit in den Morgen hinein Schlaf finden.

Umgekehrt, wird der Schlaf zu früh unterbrochen bei allen jenen Störungen, die die Atmung behindern oder die sich erst im Laufe der Nacht entwickeln. Das sind die Fälle, wo die Nasenatmung Schaden leidet, wie bei Erkrankungen der Nebenhöhlen durch Bildung eines zähen Schleims in der Nase und bei jenen Erkrankungen der Nase, bei welchen Schwellungen der Nasenmuscheln eintreten, die sich oft gerade in der Nacht in der Wärme fühlbar machen. Ferner ist das auch bei Dyspeptikern der Fall, bei welchen Zwerchfellhochstand einzutreten pflegt, der in dem Augenblick, als der Schlaf seichter wird, zum Erwachen führt. Auch nach Einnahme eines zu opulenten Mahles kann man derartiges frühes Erwachen durch Zwerchfellhochstand finden.

Der unterbrochene Schlaf, tritt dann bei den genannten Affektionen ein, wenn es zu Reizzuständen am Respirationsapparat kommt. Der wichtigste dieser Reizzustände ist der Husten, dann auch die chronische Bronchitis bei Emphysematikern, ferner der Reizhusten bei Herzkranken, die Keuchhustenanfälle bei Kindern.

Neben diesen Erscheinungen, sind es vorwiegend sensible Reizvorgänge, die den Schlaf ungünstig beeinflussen. Das sind die Schmerzen und der Juckreiz. Dabei ist aber nicht ohne Interesse, daß die Neuralgie gewöhnlich Nachts und in der Bettruhe sehr wesentlich an Intensität einbüßt und einen mitunter ganz normalen Schlaf zuläßt. Es ist also hier nur das Einschlafen erschwert. Ist die Neuralgie aber besonders intensiv, dann stört sie den gesamten Schlaf in empfindlicher Weise: sei es, indem sie zu häufigen Unterbrechungen führt, sei es, daß sie das Eintreten des Schlafes überhaupt verhindert. Erst nach Einnahme einer großen Menge von schmerzlindernden und Schlafmitteln gelingt es, für eine verhältnismäßig kurze Zeit den Schlaf herbeizuführen.

Wie eingangs erwähnt, kommt es im Schlafe zu einer besseren Durchblutung der Haut. Das mag wohl die Ursache sein, daß juckende Hautkrankheiten, besonders die Urticaria intestinaler Genese im Schlafe viel lebhaftere Erscheinungen bewirken und auf diese Weise den Schlaf ganz empfindlich stören. Das macht sich oft schon im Beginne des Einschlafens fühlbar.

Was nun die Temperatursteigerungen, das Fieber anlangt, so ist hier natürlich auch die Intensität der Temperatur, die Höhe des Fiebers maßgebend. Bei höherem Fieber ist der Schlaf gewöhnlich insofern gestört, als er im allgemeinen seichter wird und es infolge der Beschleunigung der Herztätigkeit zu Angstaffekten kommen kann, wodurch dann das Einschlafen und auch die Schlaftiefe beeinflußt wird. Führt das Fieber zu Delirien, dann kommt es gewöhnlich zu Angstträumen, zur Unterbrechung des Schlafes durch diese, und zwar zu wiederholten Malen. Führt das Fieber zu einer schweren psychischen Irritation, dann können wir umgekehrt statt der Unterbrechung mitunter auch Schlafsucht finden. Demzufolge werden wir bei einer schweren Infektionskrankheit je nach ihrem Charakter, ob sie mit Angstaffekten einhergeht oder nicht, eine Störung des Einschlafens finden oder einen seichten Schlaf oder aber einen durch die Angstträume und durch die Fieberdelirien unterbrochenen unruhigen Schlaf oder endlich, wenn die Delirien abklingen und die Infektion einen gewissen Höhepunkt erreicht hat, eine dauernde Schlafsucht, eine Somnolenz.

Kachektische, marantische Zustände und Kollapse zeichnen sich durch Schlaflosigkeit aus, indem besonders des Nachts gerne Unruhe und ängstliche Träume aufzutreten pflegen.

Die organischen Nervenkrankheiten beanspruchen eine Sonderbesprechung. Alle jene cerebralen Affektionen, welche in den Meningen akute oder chronische Veränderungen setzen, können Schlafstörungen aufweisen. Die akuten Meningitiden, auch die tuberkulösen Meningitiden zeichnen sich durch eine forcierte Schlafsucht aus. Hier treten alle jene Ermüdungserscheinungen hervor, die wir sonst nach schweren körperlichen Anstrengungen zu sehen pflegen. Es ist unendlich wichtig, daß wir hier nur von einem normalen Schlaf und nicht von einem schlafähnlichen Zustand sprechen. Es ist meines Erachtens vollständig verfehlt, Bewußtseinstrübungen, wie sie bei manchen Formen der Hirnentzündung vorkommen, einfach als Schlaf zu bezeichnen. Wir haben eine ganze Reihe von Kriterien des Schlafes kennen gelernt, die erfüllt sein müssen, wenn wir von Schlaf sprechen, und das ist in diesen Fällen nicht zu konstatieren. Man kann nur sagen, daß, wenn die Meningen in irgendeiner Weise auch leicht affiziert sind, wir dann unter den deutlichen Zeichen der Ermüdung eine gewisse Schlafsucht finden. Der Kranke schläft auch tagsüber, schläft die ganze Nacht und gerät, wenn der Prozeß fortschreitet, dann erst in den Zustand, den wir als Somnolenz bezeichnen. Dagegen scheint mir, daß gerade bei der Encephalitis allein das, was wir normalen Schlaf nennen, sehr selten ist, obwohl nicht zu leugnen ist, daß auch solche Zustände vorkommen. Weiters kann man sehen, daß alle jene Prozesse, welche zu einer Drucksteigerung im Gehirne Veranlassung geben, Schlaf erzeugen können. Das kann bei Tumoren sein aber auch beim einfachen Hydrocephalus. Auch hier kommt es zur Schlafsucht. Und es ist nicht unwahrscheinlich, daß diese Schlafsucht vielleicht durch ein Oedem der Meningen bedingt ist. Aus dieser Gruppe herauszuheben sind die Hypophysentumoren, die in einer Reihe von Fällen einen vermehrten normalen Schlaf bedingen. Und es wird angegeben, aber ist noch zu beweisen, daß auch gewisse Tumoren des Thalamus opticus Schlaf hervorbringen.

Die wesentlich wichtigsten Schlafstörungen finden wir bei den Neurosen und unter diesen ist die Neurasthenie an erster Stelle zu nennen. Das, was ich früher nervöse Komponente bei organischen Krankheiten nannte, gehört auch in diese Gruppe. Die Begriffsbestimmung von Neurasthenie aber bedarf einer kleinen Auseinandersetzung. Wir verstehen darunter nicht nur die Reizbarkeit und Erschöpfbarkeit des Nervensystem, sondern wir sprechen dem Neurastheniker auch noch eine gesteigerte Affektivität zu, die sich besonders auf den eigenen Körper erstreckt. Demzufolge möchte ich die Angstzustände nicht als selbständige Neurose von der Neurasthenie trennen, da sie ein absolut signifikantes Symptom dieser Neurose darstellen. Ein Gleiches gilt auch für die Hypochondrie, die gleichfalls symptomatisch beim Neurastheniker zu finden ist. Und schließlich möchte ich noch aufmerksam machen, daß auch die Neurasthenie in Stimmungsphasen abläuft, das heißt, daß wir Phasen von leichter Expansion mit Phasen von Depression abwechselnd sehen, also cyklothyme Zustände. Es bleibt jedem unbenommen, diese letzten Symptome dann, wenn sie besonders hervortreten und das Krankheitsbild beherrschen, als selbständige Krankheit aufzustellen.

Wenn sich der Neurastheniker müde zu Bett legt und wenn er die Augen schließt, um zu schlafen, wird sein Geist plötzlich so wach wie in den hellsten Stunden des Tages; dazu tritt gewöhnlich ein mehr oder minder betonter Angstaffekt, anfangs gar nicht besonders determiniert, später gewöhnlich auf irgend ein Organ bezogen. Der Neurastheniker hört seine Pulse schlagen; er glaubt, er sei ein Arteriosklerotiker. Der Puls geht schneller, der Neurastheniker empfindet eine schwere Herzkrankheit, er beginnt zu schwitzen. Das Blut steigt ihm zu Kopfe, er fürchtet einen Schlaganfall. Und so plagt er sich oft stundenlang mit den verschiedensten Phobien, bis er schließlich in Schlaf verfällt. Es ist selbstverständlich, daß ein solcher Schlaf dann auch nicht normal sein wird, da er zunächst sehr spät einsetzt und dann meistens oberflächlich verläuft, oft unterbrochen durch irgend einen äußeren oder inneren Reiz, der, ohne besonders stark zu sein, imstande ist, den seichten Schlaf zu stören. Das Erwachen nach einem solchen Schlaf ist ein sehr schweres und gerade hier sehen wir Störungen auftreten, die als Schlaftrunkenheit, als Hemmung, als lähmungsartige Zustände von den Kranken oft schwer empfunden werden. Ich sah kürzlich einen Fall derartiger Störung des Erwachens, bei welchem der Kranke nach dem Erwachen minutenlang wie vollständig gelähmt im Bette zubringen mußte, bevor er sich erheben konnte; und dann waren es auch zuerst die Beine, die er in Bewegung setzte, wieder nach einigen Minuten erst die Arme, zuletzt die Finger, also eine ganz allmählich erfolgende Möglichkeit, die Motilität anzusprechen. Die Empfindungen sind in diesem Falle ungestört. Da diese Zustände noch im Bette erfolgen, kann man von einem Kälteshock, der bei Neurasthenikern oft derartige Zustände bedingen kann, nicht sprechen. Allbekannt ist auch der Umstand, daß nach einem solchen Schlaf die Erholung für die Tätigkeit des Tages nicht gefunden wird und daß solche Kranke oft am Anfang des Tages einen schweren Kampf kämpfen müssen, um ihre Arbeit aufzunehmen. Es ist nun nicht ohne Interesse, daß, während der Normale gewöhnlich morgens nach dem Schlafen am ausgeruhtesten ist und sich am Abend nach getaner Arbeit müde fühlt, beim Neurastheniker ein inverser Typus aufzutreten pflegt; wir finden den Neurastheniker erst am Abend frisch und die Widerstände, die sich seiner Arbeit entgegenstellen, geschwunden. Das allein spricht für die cyklothyme Einstellung solcher Kranker (ähnlich dem Melancholiker).

Es ist nicht notwendig, sich Eins zu erklären mit den Anschauungen Freud's in bezug auf die Neurosenlehre, um zumindest einen Teil der Angstvorstellungen der Neurastheniker auf sexuelle Ursachen zu beziehen. Es ist zweifelsohne oft unterdrückte Sexualität oder nicht befriedigte Sexualität, die eine Rolle beim Zustandekommen der Angstideen spielen.

Sehr wesentlich kommt der Traum beim Neurastheniker in Frage, der gleichfalls meistens ein sehr aufregender und von Angstaffekten erfüllter ist und demzufolge den Schlaf häufig unterbricht.

Mitunter sind es auch motorische oder sensible Reizerscheinungen, die als Schlafstörung eine Rolle spielen. So berichtet Oppenheim über einen Patienten, der im Schlafe wiederholt schreckhaft aufgefahren ist, so daß er gelegentlich aus dem Bette stürzte. Auch sonst sieht man die Jactatio nocturna, das unruhige Sichherumwerfen im Schlafe am häufigsten bei Neurasthenikern. Auch auf sensiblem Gebiete sind nur nächtlich auftretende Schmerzen als Hypnalgien von Oppenheim beschrieben worden, besonders ein Schmerz, der hinter dem Brustbeine aufzutreten pflegt und bei solchen Kranken, wenn sie die entsprechende

Bildung haben, den Eindruck eines stenocardischen Anfalles hervorruft. Andere wieder bekommen Gürtelempfindungen. Ich kann diese von Oppenheim beschriebenen Schmerzanfälle des Nachts bestätigen. Ihre Intensität ist gewöhnlich keine besonders hohe; es ist ein auch tags gelegentlich auftretendes, mehr vages zusammenziehendes Gefühl, so daß man an vasomotorische Störungen erinnert wird.

Ich wiederhole: sämtliche Formen der Schlafstörung kommen beim Neurastheniker vor und man kann wiederholt sehen, daß solche Kranke überhaupt keinen Schlaf finden können, daß sie besonders wenn der Angstaffekt ein stark betonter ist, oft nächtelang schlaflos zubringen. Allerdings gehören in diese Gruppe auch jene Kranken, die ihre Schlaflosigkeit immer als besonders intensiv hervorkehren und die bei näherer Untersuchung doch allnächtlich einen wenn auch kurzen und seichten Schlaf haben.

Eine andere Reihe der Neurastheniker schläft abends leicht ein, wacht aber relativ früh auf. Nach meiner Erfahrung ist das Erwachen immer an die Phase des Eintrittes in den seichten Schlaf geknüpft. Das hängt oft von der Verdauungstätigkeit ab. Auch hier hat Oppenheim eine sehr treffende Bemerkung gemacht, indem er solche Kranke mit Alkoholintoleranten vergleicht und meint, daß schon die normale Verdauung im Schlafe bei diesen infolge ihrer Intoleranz Darmgiften gegenüber als Weckreiz wirkt. Ich kann das vielfach bestätigen; ich kenne Patienten, die lediglich bei leichtester gastro-intestinaler Störung, die dann morgens zu einer kurzdauernden Diarrhoe führt, vorzeitig erwachen und keinen Schlaf mehr finden. Andere werden durch Blähungen geweckt. Andere Dyspeptiker wieder weckt ein leichter Zwerchfellhochstand durch Gasblähung des Magens; erfolgt dann ein durch Aufsitzen provoziertes Aufstoßen, dann vermag der Kranke wieder in Schlaf zu sinken, allerdings um in kurzer Zeit durch den gleichen Umstand wieder geweckt zu werden. Es ist vielleicht nicht die Intoleranz der Darmtätigkeit gegenüber, sondern die auffallend niedrige Reizschwelle für alle von außen oder von innen kommenden Reize, die bei solchen Kranken den unterbrochenen Schlaf herbeiführt.

Es gibt noch unzählige Beispiele dafür, daß Organempfindungen bei Neurasthenikern schlafstörend wirken können. So genügt bei manchen das Gefühl der Blasenfüllung und es ist interessant, daß bei der jeweiligen Miction aber immer nur eine ganz kleine Portion Harn gelassen wird, so daß wir auch hier eine Überempfindlichkeit des Verschlußapparates der Blase annehmen müssen, da der Harndrang selbst bei kleinen Mengen Urins so imperativ wirkt, daß er den Schlaf unterdrückt.

Diese angeführten Beispiele mögen genügen, um die Vielfältigkeit der Ursachen sowohl als auch der Erscheinungen der Schlafstörungen aufzuzeigen.

Noch einige Worte seien hier nur bezüglich der Sexualität angeführt. Während der normale Coitus beim Normalmenschen gewöhnlich keinerlei Schlafstörung zur Folge hat, ist das beim Neurastheniker nicht immer der Fall. Seine leichte Ermüdbarkeit führt abends nicht selten zur Potenzschwäche, so daß sich psychische Impotenz entwickeln kann. Aber auch der gelungene Coitus kann derartig erregend wirken, daß das Einschlafen gestört ist. Solchen nervösen Personen — seien es nun Männer oder Frauen — empfiehlt man besser den Coitus nach dem Schlafe, am Morgen, wo sich die Erschöpfung noch nicht fühlbar macht.

Ganz anders als die Neurasthenie reagiert die Hysterie. Man kann nicht leugnen, daß Ähnliches wie bei der Neurasthenie auch bei der Hysterie vorkommt; meistens sind es jedoch andere Zustände, die die Hysterie charakterisieren. Ich möchte mit dem schwersten beginnen, dem Schlafanfalle. Entweder geht diesem Schlafanfalle ein Zustand von Ermüdung voraus, wie wir ihn beim normalen Schlaf finden, ein Nachlassen der Spannung der Glieder, ein Gähnen, ein allgemeines Mattigkeitsgefühl; oder aber der Schlafanfall setzt brüsk ein und es kommt zu einem Schlafe, der Stunden bis Monate lang dauern kann. Wenn sich ein solcher Schlaf über Tage und Wochen ausdehnt, so wird er natürlich sofort als pathologisch erkannt werden. Wenn er aber sonst während des Tages zu einer ungewohnten Stunde unter dem Auftreten normaler Schlafbedingungen einsetzt, so wird man im Anfang nicht in der Lage sein, ihn als pathologisch zu differenzieren, wenn man nicht sehr genau untersucht; es zeigt sich nämlich, daß die Erscheinungen des normalen Schlafes, besonders aber die Muskelerschlaffung keine totale ist; das gilt vor allem für die Muskeln des Unterkiefers und der Mundbucht, dann aber auch für die Muskeln der oberen, weniger für die Muskeln der unteren Extremität. Der Arm eines Schlafenden wird nie so schlaff herabfallen, wie der Arm einer Hysterischen im pathologischen Schlaf; hebt man diesen Arm und macht ein paar passive Bewegungen, so wird sich mitunter ein gewisser Widerstand der Muskulatur zeigen. Während wir einen Schlafenden durch einen Nadelstich zu einer Abwehrbewegung veranlassen, reagiert der Hysterische überhaupt nicht auf Schmerzreize. Ferner ist an die Augenstellung zu erinnern; an die Atmungs- und die Herztätigkeit; allerdings kann die Atmungs- und die Herztätigkeit auch beim Hysteriker sehr herabgesetzt sein, aber in anderer Weise als beim normalen Menschen, indem man mitunter kaum eine Atmung oder einen Pulsschlag spürt (hysterischer Scheintod). Es ist also in solchen Fällen oft sehr schwer, den Schlaf vom hysterischen schweren Schlafanfall zu trennen. Ich habe ihn trotzdem nicht in die Gruppe der schlafähnlichen Zustände aufgenommen, weil er von allen diesen mit dem natürlichen Schlafe die meiste Ähnlichkeit besitzt und sich gelegentlich nur durch die Dauer unterscheidet. Wenn dann bei einem solchen hysterischen Schlafzustand der Schlaf Tage und Wochen lang nicht weicht, kommt der Kranke sehr schwer herunter, da man ihn kaum ernähren kann. Immerhin gibt es solche Kranke, die von Zeit zu Zeit aufwachen, um etwas Nahrung zu sich zu nehmen. Ich kenne aber einen Fall, der monatelang im hysterischen Schlafe lag und der nur mittels Schlundsonde ernährt werden konnte.

Während nun auf der einen Seite bei der Hysterie der Schlaf noch eine besondere Tiefe und Dauer erreichen kann, kann man andererseits bei Hysterikern besonders jene Zustände finden, welche den Schlaf in das Wachen hineintragen und die man gemeinhin als T r a u m - oder D ä m m e r z u s t ä n d e bezeichnet. Besonders bei Kindern sieht man, auch gelegentlich bei normalen, einen Zustand, der als Schlaftrunkenheit bezeichnet wird, charakterisiert durch Desorientiertheit, Fortsetzung von Träumen in den Wachzustand oder Auftreten von illusionistischen oder halluzinatorischen Vorgängen, so daß solche Menschen gelegentlich den Eindruck eines Deliranten erwecken; das kann ein paar Minuten dauern, selten länger. Bei der Hysterie gibt es nun solche Dämmerzustände, die einen breiteren Raum einnehmen und nicht immer nur im Anschlusse an das Erwachen auftreten. Ich muß gestehen, daß gerade diese Dämmerzustände schwer als Störung des Schlafes aufzufassen sind, da es sich hier wohl um Störungen des Bewußtseins handelt, die sich gelegentlich im Anschluß an den Schlaf finden können, zumeist aber unabhängig vom Schlafe auftreten.

Dagegen nehmen besonders in der alten Literatur Zustände einen breiten Raum ein, die man als S o m n a m b u l i s -

mus (Schlafwandeln) bezeichnet und die ein besonderes Charakteristikum nervöser, vorwiegend aber hysterischer Personen sind. Sie werden vielfach als mimisch dargestellter und gesprochener Traum bezeichnet. Man findet dieses Nachtwandeln sowohl bei Kindern, besonders in der Pubertät, als auch bei Erwachsenen und hier sowohl bei Neurasthenikern als auch bei Hysterikern, bei den Hysterikern häufiger. Auch Epileptiker können es im Anschlusse an den Anfall zeigen. Der Kranke verläßt das Bett, setzt sich an den Schreibtisch, schreibt irgendeinen Brief und legt sich dann wieder ins Bett. Oder er fängt an, sich anzukleiden, verläßt das Schlafzimmer, geht in einen anderen Raum, nimmt dort irgendeine Handlung vor und kehrt wieder zurück. Charakteristisch für solche Handlungen im Schlafe ist ihre scheinbare Folgerichtigkeit und der Umstand, daß solche Kranke scheinbar auf äußere Eindrücke reagieren, indem sie Gegenständen ausweichen und auch sonst alles tun, um sich nicht zu verletzen. Der Wegfall von Hemmungen läßt sie im somnambulen Zustande auch Leistungen vollführen, die sie im Wachzustande infolge der Gefährlichkeit vermeiden würden. Daß äußere Reize eine Wirkung auf sie haben, beweist der Einfluß von Licht, aber auch von akustischen Reizen. Der Einfluß von Licht hat zur falschen Annahme geführt, daß solche Nachtwandler mondsüchtig seien; das ist nun nicht der Fall, sie nähern sich nur einfach der Lichtquelle. Es gelingt unschwer, solche Schlafwandler aus ihrem Traumzustande zu erwecken. Das Erwecken erfolgt oft mit einem starken Zusammenschrecken, wie man das bei Nervösen auch sonst bei plötzlichem Ansprechen während einer intensiven Tätigkeit wahrnimmt. Man darf natürlich solche Kranke, wenn sie in einer gefährlichen Situation sind, nicht wecken, da man sie nicht unnütz einer Gefahr aussetzen wird, in der sie sich eben befinden. Wenn ein solcher Kranker zum Beispiel auf einem Dachsims klettert, so wird ihn, weil er das im Traumzustande durchführt, ein Fehltritt doch nicht vom Herabstürzen und dem sicheren Tode retten.

Wie man sieht, sind also die bei Hysterikern vorkommenden Störungen eigentlich nicht so sehr einfache Schlafstörungen als vielmehr pathologische Schlafzustände.

Wenn auch die Auffassung der Tic-Krankheit heute eine andere ist als seinerzeit, und wenn man nicht gut mehr von Neurose sprechen kann, da man diese Krankheiten zum Teile in die Gruppe der striopallidären hineinzurechnen pflegt, also jener, die durch eine Affektion der Stammganglien (Strio-pallidum) hervorgebracht werden wie etwa die Paralysis agitans, so soll doch der Tic hier behandelt werden. Gewöhnlich hört Tic — hauptsächlich spielt da der Kopfnickertic eine Rolle — im Schlafe auf, ähnlich dem Zittern bei Paralysis agitans. Doch gibt es einige Fälle, bei welchen der Tic im Schlafe persistiert oder sogar erst im Schlafe auftritt. Ich spreche hier nur von Störungen Erwachsener, nicht von jenen des Kindesalters, die wesentlich häufiger sind. Es ist ersichtlich, daß solche Krampfzustände, auf die Oppenheim und Trömner besonders aufmerksam gemacht haben, den Schlaf empfindlich stören. Ob wir aber darin eine motorische Zwangsneurose zu sehen haben im Sinne von Oppenheim oder ob nicht doch hier bei besonders erregbaren Menschen im Schlafe subkortikale Zentren angesprochen werden, ist nicht zu entscheiden.

Von großer Bedeutung sind die Beziehungen der Epilepsie zum Schlafe, da in der Regel der epileptische Anfall während des Schlafes eintritt. Nur in den seltensten Fällen führt er zu einer Unterbrechung des Schlafes mit nachherigem Wachbleiben; in der Regel setzt der Epileptiker nach dem Anfalle seinen Schlaf fort. Es ist heute noch nicht sichergestellt, worauf der Mechanismus der nächtlichen Anfälle beruht; ob hier vasomotorische Störungen oder Störungen der Atmung eine Rolle spielen. Viel wesentlicher jedoch als diese echten epileptischen Anfälle sind die Äquivalente der epileptischen Anfälle, die sich, wie erwähnt, in der Form des Somnambulismus äußern können, wobei keinesfalls gesagt ist, daß alle Somnambulen Epileptiker sind. Für einen Teil der Somnambulen gilt das aber zweifelsohne.

Eine besondere Hervorhebung verdienen auch jene Anfälle, die den epileptischen im Wesen sehr nahestehen und die als Narkolepsie bezeichnet werden. Man versteht darunter meistens blitzartig auftretende Anfälle von Schlaf, und zwar, wie ich mich überzeugt habe, von vollständig normalem Schlaf, die nur wenige Minuten zu dauern pflegen, aber auch länger dauern können, die zu allen Tageszeiten den Kranken überfallen können und die dadurch, daß gleichzeitig ein vollständiges Nachlassen des Muskeltonus eintritt, für den Kranken, der im Stehen oder Gehen von einer solchen Attaque befallen wird, sehr peinlich werden können. Es ist auch kein Zweifel, daß es Fälle von Narkolepsie gibt, die als epileptische Äquivalente aufgefaßt werden können, aber keineswegs gilt dies für alle Fälle, denn gerade narkoleptische Anfälle kommen auch symptomatisch vor oder als Ausdruck einer Neurose.

Über die anderen Neurosen ist nichts wesentliches zu berichten, da die bei ihnen vorkommenden Schlafstörungen in der Regel zusammenhängen mit den durch die Neurose bedingten Veränderungen der Organe, wie beispielsweise beim Morbus Basedow.

Dagegen möchte ich noch einiges hervorheben über die Schlafstörungen bei Geisteskrankheiten. Man kann auch hier generelle Grundsätze aufstellen. Gestört ist der Schlaf bei allen jenen Erkrankungen, die mit einer gesteigerten oder veränderten Affektivität einhergehen. Das ist besonders bei manisch-depressivem Irresein der Fall. Gestört ist ferner der Schlaf bei allen jenen Fällen, die eine psycho-motorische Erregung aufweisen, also überall dort, wo Delirien auftreten, besonders solche mit ängstlichem Inhalte. Und je nach der Intensität der krankhaften Affektivität oder der psycho-motorischen Erregung wird man quantitative Stufen der Schlaflosigkeit feststellen können. Der leichte Schlaf der beginnenden Manie wird zur Schlaflosigkeit des ausgesprochenen Maniacus. Die Melancholischen schlafen infolge ihrer Angst nicht. Die motorische Expansion hindert das Schlafen sowohl beim Maniacus als auch bei der Dementia praecox oder bei deliranten Zuständen aus anderen Ursachen, z. B. bei der Amentia sowie dem akuten Delir. Aber man kann bei der Dementia praecox, auch wenn der Kranke ganz ruhig ist, manchmal Störungen des Schlafes wahrnehmen, offenbar infolge lebhafter Wahnvorstellungen, und zwar bei allen Formen der Dementia praecox. Nehmen wir die einfache Melancholie, so ist der Schlaf, wenn er überhaupt eintritt, gemeinhin oberflächlich, kurz, unruhig; lebhafte, unangenehme Träume unterbrechen ihn; der Kranke fährt schreckhaft auf, bis er schließlich bei den schweren Formen der Melancholie gar nicht schlafen kann. Der Paralytiker zeigt besonders in den Anfangsstadien seines Leidens einen gestörten Schlaf; tritt die psycho-motorische Erregung auf, so wird er vollständig schlaflos, um aber schließlich in den terminalen Stadien eine Verlängerung des Schlafes zu zeigen.

Sehr wichtig sind die Schlafstörungen bei den Intoxikationen, die das Zentralnervensystem besonders irritieren. Beim Alkoholismus pflegt bei den akuten Zuständen im Rausche der Schlaf gewöhnlich den Rauschzustand abzuschließen; da ist der Schlaf sehr tief, krankhaft tief und von einer exzessiv langen Dauer, aber sehr unruhig; das Erwachen ist sehr unangenehm, die Schlaftrunkenheit meistens eine sehr große und schließlich zeigen solche Kranke nach dem Rausche, selbst wenn der Schlaf ein ausgiebiger war, einen sogenannten wüsten Kopf. — Beim Alkoholdelir, beim Delirium tremens, zeigt sich schon im Beginne ein äußerst unruhiger Schlaf, bis er schließlich auf der Höhe des Delirs vollständig fehlt. Gerade diese Kranken sind nächtlich unruhiger als bei Tag und werden von Angstvorstellungen geplagt. — Sehr interessant ist, daß auch die Morphinisten Schlafstörungen zeigen, obwohl man eigentlich gerade das Gegenteil vermuten sollte; und doch finden sich Störungen des Einschlafens durch visuelle Halluzinationen, so daß der Kranke am Einschlafen gehindert wird und sich der nun auf ihn eindrängenden wüsten optischen Eindrücke kaum erwehren kann; auch zwanghafte Gedanken treten auf. Es kann daher nicht Wunder nehmen, daß solche Kranke dann am Tage ermüdet sind und häufiger zu ihrer Spritze greifen. Das gleiche wie für den Morphinismus gilt auch für den Cocainismus. Auch der Cocainist findet keinen Schlaf; daher vielleicht das nächtliche Herumvagabundieren solcher Kranker, die oft an völliger Schlaflosigkeit leiden. Ja es ist geradezu ein Zeichen von Cocainabstinenz, wenn ein solcher Süchtiger Schlaf findet (Bonvicini).

Die Störungen des kindlichen Schlafes.

Wenn wir die große Bedeutung des Schlafes für das Kindesalter ins Auge fassen, so ist es begreiflich, daß man dem Schlafe im Kindesalter eine besondere Aufmerksamkeit zuwenden muß. Es ist selbstverständlich, daß die organischen Ursachen der Schlafstörung beim Kinde die gleichen sind, wie beim Erwachsenen; nur daß sie sich hier vielleicht noch mehr fühlbar machen werden als bei den durch die Tätigkeit ermüdeten Erwachsenen. Es ist für mich eine ausgemachte Tatsache, daß, ebenso wie das Kind zur Reinlichkeit, zur Ordnung, zur Einhaltung bestimmter Verrichtungen erzogen werden muß, auch eine Erziehung zum Schlafe notwendig ist, die vielfach unterlassen wird. Das gilt besonders für das nervöse Kind. Wir haben hier genau so wie beim Erwachsenen in allererster Linie eine Störung des Einschlafens zu verzeichnen (Aschaffenburg, Zappert). Auch ist es vor allem, wenn man von den Schlaftypen der Konstitution absieht, der Angstaffekt, der am Einschlafen hindert. Das gilt besonders dann, wenn die Zimmer verdunkelt werden. Ich habe mich oft überzeugt, daß die Erzieher an dem Zustandekommen dieses Affektes Schuld sind, weil sie das Kind mit dem schwarzen Manne schrecken oder weil sie drohen, sie werden das Kind in ein dunkles Zimmer einsperren; wenn die Dunkelheit mit Angstaffekten künstlich verknüpft wird, so ist es doch natürlich, daß das auch nur ein wenig nervöse Kind autosuggestiv im dunkeln Zimmer den Angstaffekt produziert. Ich gehe nicht so weit wie Freud, diesen Angstaffekt beim Kinde sexuell zu erklären; aber daß er psychogen hervorgerufen wird und daß es sich vielfach um verdrängte Komplexe handelt, die dann als nervöse Erscheinungen hervortreten, ist nicht zu leugnen. Schon der Umstand, daß ein gütiges Zureden oder eine nur schwache Beleuchtung des Schlafzimers heilend auf solche Zustände einwirken können, spricht gegen das sexuelle Moment.

Eine zweite Form der Schlafstörung ist der überaus oberflächliche Schlaf mancher Kinder, so daß sie bei den geringsten äußeren Reizen erwachen und dann schwer wieder einschlafen. Vielleicht ist gerade diese Form der kindlichen Schlafstörung am ehestens konstitutionell bedingt, weil sie sich besonders bei nervösen Kindern gerne findet. Bei Säuglingen kann man gelegentlich bei oft geringen äußeren Reizen, besonders unangebrachten Liebkosungen, ein schreckhaftes Erwachen sehen, während sonst der Säuglingsschlaf nur dann gestört ist, wenn irgendein körperliches Leiden vorliegt. Besonders gilt das für Dyspepsie, noch mehr für Rhachitis, deren Entstehen mitunter schon von Schlafstörungen mit heftigen Schweißausbrüchen eingeleitet werden kann.

Und schließlich kann man gerade bei Kindern oft sehen, besonders bei Morgenschläfern, daß sie schwer erweckbar sind und nach dem Schlafe lange Zeit die Schlaftrunkenheit festhalten, so daß es eine geraume Zeit braucht, bis sie vollständig wach sind.

Viel größere Bedeutung für den kindlichen Schlaf besitzen jedoch eine Reihe von Erscheinungen, die den Schlaf schwer stören und die Umgebung oft unnötigerweise heftig erschrecken. Ich stelle an die Spitze die Erscheinungen, die unter dem Begriff P a v o r   n o c t u r n u s bekannt sind. Scheinbar aus tiefstem gesunden Schlafe, fahren die Kinder auf mit angstverzerrtem Gesicht, nehmen alle möglichen Angststellungen ein, abwehrend, bittend, sprechen dabei inkohärent, ängstlich, oft schreiend. Die Ursache für diese eigentümlichen nächtlichen Angstanfälle sind ganz verschieden. Zunächst kommen körperliche Störungen in Frage, unter denen die adenoiden Vegetationen (Rachenmandel) einen besonderen Platz einnehmen, aber auch alles andere, was eine Atembehinderung hervorruft. Ebenso können auch andere

Krankheiten, wie zum Beispiel Würmer dabei eine auslösende Rolle spielen. Dann sind noch ängstliche Träume, lebhafte Träume bei erregten, affektiven Kindern sicherlich nicht ohne Bedeutung. Und schließlich muß man zugeben, daß hie und da wohl auch ein epileptischer Anfall im Kindesalter unter dem Charakter des Pavor nocturnus abläuft.

Eine andere Gruppe von Erscheinungen ist eigentlich weniger belangreich, weil sie nicht immer zu Störungen des Schlafes führt, das sind gewisse S t e r e o t y p i e n, Bewegungen und Haltungen, die im Gegenteil eher das Einschlafen begünstigen (Ludeln, Zummeln). Vielleicht gehört hieher auch das Sprechen im Schlafe. Doch können solche Stereotypien durch Bewegungen ersetzt werden, die schon eine größere Beachtung verdienen und die besonders von Oppenheim und Zappert beschrieben wurden: Ich meine das nächtliche K o p f w a c k e l n. Es handelt sich hiebei um „rhytmische kräftige Kopfbewegungen während des Schlafes, die mit kurzen Pausen die ganze Nacht oder einen großen Teil der Nacht andauern, allnächtlich wiederkehren und viele Jahre hindurch unverändert fortbestehen können" (Zappert). Es ist kein Zweifel, daß es sich hier um einen S c h l a f t i c handelt, Gewohnheitsbewegungen, die vorübergehend auftreten können und welche auch bei fieberhaften oder kranken Kindern psychisch bedingt sind. Es gilt für alle im Schlafe vorkommenden Erscheinungen, daß im wachen Zustand keine Erinnerung daran besteht. Umgekehrt ist eine Beobachtung von F. Steiner besonders zu erwähnen, wo ein Kind mit nächtlichem Kopfwackeln gebeten hat, man möchte ihm erlauben, das auch bei Tag zu machen, und sich tatsächlich auf den Boden legte und wo das Wackeln im Wachzustand genau so ablief wie Nachts. Das spricht gegen die Amnesie und für die Anschauung, daß dieses Wackeln, wie Zappert meint, anfänglich wohl ein Willensakt gewesen ist und daß man es jenen Stereotypien an die Seite stellen kann, die das Einschlafen begünstigen.

Ein paar Worte seien hier auch über den S p a s m u s n u t a n s angeführt, jene eigentümlichen Nickkrämpfe, die sich bei Kindern im 1. und 2. Lebensjahre, wenn sie aus degenerierten Familien stammen, finden können; sie seien deshalb hier angeführt, weil sie auch Nachts isoliert auftreten, nicht nur bei Tag. Abgesehen von den Krampfzuständen der Halsmuskulatur kann man hier bei fixiertem Kopfe gelegentlich Nystagmus finden; auch Blepharospasmus kann auftreten und Strabismus. Es sind nicht immer nur Nickbewegungen, die ausgeführt werden, sondern auch rotierende Bewegungen und in vielen Fällen läßt sich das degenerative Moment in der Familie nachweisen. Wie schon angedeutet, schwinden diese Krämpfe nach dem zweiten Lebensjahre gewöhnlich.

Somnambulismus im Kindesalter ist eine allerdings seltene Erscheinung und muß immer den Gedanken nahelegen, ob nicht Epilepsie die Ursache eines solchen Somnambulismus ist. Weniger ist das der Fall bei der Enuresis nocturna; hier haben wir eine Vielheit von Ursachen. Darüber ist kein Zweifel und es ist selbstverständlich, daß die Inkontinenz als Teilerscheinung auch bei epileptischen Anfällen des Nachts vorkommt; aber in der Mehrzahl der Fälle handelt es sich um eine sei es konstitutionelle oder konditionelle Organminderwertigkeit oder auch um eine Traumhandlung, da man gar nicht selten hört, daß Kinder, bevor sie inkontinent werden, lebhaft träumen und während des Traumes willkürlich urinieren als Teilerscheinung des Traumes; durch solche Akte wird der Schlaf meistens unterbrochen.

Diagnose und Differentialdiagnose.
(Schlafähnliche Zustände.)

Da der Schlaf ein Syndrom ist mit ganz bestimmten klinischen Zeichen, so wird es auch leicht sein, wenn diese klinischen Zeichen vorhanden sind, ihn zu erkennen. Ich wiederhole hier das, was wir beim Schlafen beachten müssen:
1. den eigenartigen Bewußtseinszustand,
2. die Stellung der Augen,
3. das Verhalten der Atmungs- und der Herztätigkeit und
4. die Tatsache, daß die Reflexe nahezu vollständig normal sind und die vegetativen Funktionen eine verhältnismäßig geringe Einbuße erleiden.

Es gibt nun Krankheiten, bei denen eine Bewußtseinstrübung im Vordergrunde steht, die dem Schlaf bis zu einem gewissen Grade ähnlich sieht.

Als erste möchte ich die Encephalitis lethargica anführen. Wenn man sich einem solchen Kranken nähert, so glaubt man im ersten Moment tatsächlich, daß es sich um Schlaf handelt. Er liegt mitunter schnarchend, mit geschlossenen Augen im Bett, tatsächlich mit hypotonischer Muskulatur. Aber schon der Bewußtseinszustand ist nicht der eines Schlafenden, denn der Kranke reagiert auf nicht gerade lebhafte Anrede zumeist sofort und antwortet richtig, während ein im Schlaf Angesprochener erschreckt auffährt, zunächst eine Zeitlang verwirrt ist und erst meistens nach einigen beruhigenden Worten die richtige Antwort findet. Es zeigt sich auch, daß bei der Encephalitis der Augenschluß zumeist ptotisch ist, daß die Hypotonie der Glieder nur eine partielle ist, daß die Reflexe je nach dem Sitze der Erkrankung pathologisch gestört sind, daß aber im Gegensatz dazu eine Verflachung von Atmung und Herztätigkeit nicht gefunden wird. Wir sind heute noch nicht in der Lage, sicherzustellen, ob tatsächlich die Lokalisation des encephalitischen Virus eine solche ist, daß sie jene Zentren betrifft, die normalerweise Schlafen oder Wachen bewirken. Klinisch jedenfalls ist der lethargische Zustand eines Encephalitikers nicht als Schlaf zu bezeichnen.

Gelegentlich kommt man in die Lage, eine einfache O h n m a c h t vom Schlafe unterscheiden zu müssen. Hier ist schon das plötzliche Eintreten differenzierend. Ferner gelingt es zumeist eine Ursache für die Ohnmacht zu finden. Schließlich ist der Bewußtseinszustand ein anderer als im Schlaf, das Bewußtsein ist völlig erloschen, der Puls meistens klein und fadenförmig. Auch die Reaktionsweise des Ohnmächtigen ist eine andere als die des Schlafenden.

Gelegentlich einmal kann weiters einer der hirndrucksteigernden Prozesse den Schlaf vortäuschen. Das gilt besonders für die H i r n e r s c h ü t t e r u n g sowie auch für den mehr chronischen H i r n d r u c k (Hydrocephalus, Tumor). Man wird in diesen Fällen natürlich immer zunächst nach einer Ursache der Bewußtseinsveränderung forschen, dann wird man finden, daß der Bewußtseinszustand meistens ein sehr wesentlich anderer ist als der im Schlaf, daß der Puls anfangs wenigstens auffallend verlangsamt ist, daß die Atmung sehr vertieft und stertorös ist, daß aber die Glieder absolut atonisch sein können, wobei die Reflexe entweder fehlen oder im Sinne des Tumors oder Hydrocephalus sehr wesentlich gesteigert sind.

Seltener als solche Zustände werden die k o m a t ö s e n V e r ä n d e r u n g e n Gegenstand einer Differentialdiagnose bilden; besonders das urämische und das diabetische Koma kommen hier in Frage hauptsächlich deshalb, weil im Beginne des Komas die Somnolenz keine absolute sein muß und solche Kranke im Gegensatz zu einer gewöhnlichen Ohnmacht oder zur Hirnerschütterung das Symptom der Erweckbarkeit zeigen. Dagegen sieht man bei den Urämischen in der Regel eine unregelmäßige Atmung (Cheyne-Stokes Atmen) oder wie beim Diabetes manchmal ein eher vertieftes Atmen. Die Pupillen können verengert sein, der Puls ist zumeist kleiner bei der Urämie als bei großem Hirndruck, aber verlangsamt und wird nur im Lähmungsstadium beschleunigt. Selbstverständlich geht mit dieser Veränderung des Pulses auch ein Absinken der Körpertemperatur einher. Das sind Ähnlichkeiten, die gelegentlich Irrtümer bedingen könnten, aber sie kaum je bedingen, weil ja eine Urämie oder ein diabetisches Koma nicht plötzlich ohne prämonitorische Zeichen der Krankheit eintritt. Auch hat man bei der Urämie den urämischen Geruch, beim Diabetes den Acetongeruch, der sofort zu besonderer Aufmerksamkeit auffordert.

Von den kataleptischen Zuständen (Gliederstarre) kann man wohl absehen, da sie kaum je differential-diagnostisch in Frage kommen.

Die Behandlung der Schlafstörungen.

Wie jede Therapie, so muß auch die der Schlafstörungen nach drei Richtungen hin erfolgen: prophylaktisch, aetiologisch und symptomatisch.

Die Prophylaxe der Schlaflosigkeit fällt mit der Hygiene unseres gesamten Lebens zusammen. Sie muß im Kindesalter beginnen, besonders bei Kindern nervöser Eltern. Ich kann nicht genug warnen, die Schreckhaftigkeit solcher Kinder zu Strafsanktionen zu benützen. Besonders die Furcht vor der Dunkelheit muß in frühester Kindheit überwunden werden und, was noch mehr ist, es muß die Schlafgewöhnung anerzogen werden, die darin besteht, daß das Kind pünktlich auf die Minute schlafen gelegt wird und ebenso pünktlich erweckt wird. Darin wird leider zu viel gesündigt. Ferner sieht man bei den jetzigen beschränkten Wohnungsverhältnissen sehr häufig, daß Kinder, die mit den Eltern in einem Raume zu schlafen gezwungen sind, vor dem Einschlafen Zeugen oft sehr erregter Auseinandersetzungen werden, die die Kinder ängstlich machen und den Schlaf vertreiben.

Im allgemeinen muß man sagen, daß alle jene Momente, welche die Affektivität zu steigern imstande sind, besonders schlafwidrig wirken; dahin gehört auch der Alkohol im Kindesalter, der absolut zu verbieten ist.

Ich habe schon angedeutet, daß das Schlafzimmer ein gut ventilierbarer, nicht zu kühler Raum sein soll, bei dem es möglich ist, die von außen her kommenden Reize so viel als möglich auszuschalten. Ich bin der Meinung, daß man den Raum vollständig abdunkeln soll, da es durch Persuasion gelingt, auch ängstlichen Personen die Angst vor der Dunkelheit zu nehmen. Überhaupt ist die Wachsuggestion, der vernünftige Zuspruch bei Kindern sowie bei Erwachsenen oft von wunderbarem Erfolg. Ich stehe nicht auf dem Standpunkt, daß ein S c h l ä f c h e n a m T a g e den Nachtschlaf verhindert oder verkürzt; besonders bei Nervösen und bei Kindern, die sehr lebhaft sind, ist es angebracht, solange sie nicht durch die Schule daran gehindert sind, sie Nachmittags schlafen zu legen. Das gleiche gilt für jene Erwachsenen, welche eine erschöpfende, aufreibende Tätigkeit während des Tages haben und die gezwungen sind, bis spät in den Abend hinein zu arbeiten; ganz besonders gilt das für nervöse Personen. Die Caesur des Tages, welche der Nachmittagsschlaf erzeugt, verhindert nicht, sondern fördert den Nachtschlaf.

Und noch eines Momentes muß ich hier gedenken, das in neuerer Zeit, besonders in Wien, in Übung ist, das ist das zu späte N a c h t e s s e n. In meiner eigenen Familie sind eine Reihe von Angehörigen über 80 Jahre alt, die seit ihrer Jugend um sechs Uhr zur Nacht essen und auch jetzt noch, in ihrem 80. Lebensjahre einen ans Wunderbare grenzenden Schlaf haben. Sieben bis halb acht Uhr abends soll als die äußerste Grenze für das Nachtessen gezogen werden, besonders für solche Menschen, die magen- und darmempfindlich sind und bei denen die Verdauung im Schlafe zu Zwerchfellhochstand und damit zu einer unangenehmen Schlafunterbrechung führen kann. Wenn ich wieder auf Beispiele aus der eigenen Familie zurückkommen darf, so spielt die Zusammensetzung des Abendessens ebensowenig wie der Genuß kleiner Mengen Alkohols eine wesentliche Rolle. Geistige Arbeiter und Nervöse aber sollen sich ebensowenig wie Kinder, am Abend den Magen überlasten und es ist vorzuziehen, daß solche Leute den Genuß von Alkohol meiden, da er ebenso erregend wirkt wie schwarzer Kaffee oder eine starke Zigarre; ein Glas dunkles Bier als Schlafmittel, wie man es häufig angepriesen hört, wirkt zumeist gar nicht oder doch nur bei Menschen, die auch ohne das Bier schlafen würden und nur eine fakultative Schlafstörung aufweisen.

Sehr vorteilhaft wäre es, wenn man bei Nervösen vor dem Schlafe eine E n t l e e r u n g d e s D a r m e s erzielen könnte. Auch hier spielt die Erziehung eine große Rolle. Aber in einer Anzahl von Fällen habe ich mich überzeugt, daß das nicht so einfach möglich ist und daß gerade dieser Umstand sich oft schlafstörend fühlbar macht. In diesen Fällen empfehle ich zumindest früher zu speisen und ein nur mäßiges Abendessen zu nehmen.

Was nun das B e t t anlangt, so muß man hier einer gewissen Individualisierung Rechnung tragen. Nur bei anaemischen oder Leuten mit kalten Füßen soll das Bett vorgewärmt sein. Erreicht man durch eine Eisenarsentherapie, durch wechselwarme Fußbäder, überhaupt durch Hebung der Zirkulation der Beine keine Besserung, dann muß man das Bett etwa zwei Stunden vor dem Schlafengehen durch Wärmeflaschen (heiße Ziegel) vorwärmen, die man am Fußteil des Bettes anbringt und knapp vor dem Schlafengehen wieder entfernt. Unbedingt soll es vermieden werden, daß mehrere Personen eine gemeinsame Schlafstätte haben, was besonders für Kinder gilt, da ein unruhig schlafendes Kind durch seine nächtliche Unruhe oft die ruhig Schlafenden stört. Auch die S c h l a f k l e i d u n g läßt sich nicht generell vorschreiben. Man soll jedoch Kinder gewöhnen, im einfachen Nachthemd zu schlafen, Sommer und Winter.

Die T e m p e r a t u r i m S c h l a f z i m m e r sollte nicht unter ein gewisses Minimum, und zwar 14^0 R ($= 17.5^0$ C) hinabgehen, muß aber bei anaemischen über diesem Maß gehalten werden. Es genügt nicht, sich mit warmen Decken und Pölstern einzuwickeln, da man oft erlebt, wie nervöse Menschen diese beengenden Stücke Nachts entfernen und entblößt daliegen. Auch wird ein solcher Deckenüberschuß besonders bei Kindern oft so unangenehm empfunden, daß er Anlaß zu ängstlichen Träumen wird.

Man kann über diese Dinge natürlich nur ganz oberflächlich sprechen, da man in jedem einzelnen Falle von Schlaflosigkeit gerade diesen Umständen mit größter Sorgfalt Rechnung tragen muß, um durch Abstellung scheinbar kleiner, belangloser Einzelheiten einen verläßlichen Schlaf herbeizuführen.

K a u s a l wird man die Schlaflosigkeit dadurch bekämpfen, daß man alle jene Momente entfernt, die zur Schlaflosigkeit Anlaß geben. Wie oft schon hat eine gelungene Entfernung der Rachenmandeln den gestörten Schlaf bei Kindern in Ordnung gebracht und auch den Pavor nocturnus geheilt, oder wie oft hat auch bei Erwachsenen die Freilegung der Nase, die Behandlung der Nebenhöhlen den Schlaf verbessert. Die kardiovasculären Störungen sind natürlich nicht so einfach zu behandeln, wenn sie weiter fortgeschritten erscheinen; und gerade bei ihnen erweisen sich die Schlafstörungen als überaus hartnäckig; immerhin kann man bei nervöser Tachykardie, bei Extrasystolie durch Behandlung mit kleinen Mengen Chinins, etwa dreimal täglich, 0·1 Chininum bisulfuricum oder hydrochloricum, dem man auch zwei- bis dreimal 0·5 eines Bromsalzes hinzufügen kann, einen Erfolg erzielen. Dem Zwerchfellhochstand infolge gastro-intestinaler Störungen kommt man am besten prophylaktisch durch zweckmäßige Darreichung des Abendessens bei; denn auch wenn man nach einem etwas zu opulenten Nachtmahle etwas Kohle (Carbo medicinalis Merck, zwei Tabletten nach dem Essen mit Wasser) nimmt oder ein wenig Salzsäure (Acidum hydrochloricum dilutum 10 bis 15 Tropfen nach dem Essen mit etwas Wasser) zuführt, erreicht man meistens nicht das Gewünschte. Besondere Beachtung soll man der Anaemie- und Chlorosebehandlung schenken (Eisenarsen, Lebertherapie) sowie jener der Rhachitis (Regelung der Diät, Vermeiden von Überfütterung, Sorge für Stuhl, Steinsalzbäder, Phosphorlebertran, Höhensonnenbestrahlung u. dgl. m.). Diese wenigen Andeutungen mögen genügen.

Die Domäne der Schlafstörungen bilden die Nervosität und die nervösen Krankheiten; demzufolge werden wir auch zunächst gegen diese Krankheiten zu Felde ziehen müssen, um die Schlafstörungen zu beheben. Es genügt nicht, einem Neurastheniker irgend ein Schlafmittel zu geben und ihn an ein solches zu gewöhnen, um seine Schlafstörungen zu beheben. Hier muß die Behandlung der ganzen Persönlichkeit die Ruhe der Nacht bringen. Zumeist sind solche Menschen hastig, arbeiten, wie wenn jemand mit der Peitsche hinter ihnen stünde und erschöpfen sich oft ohne Not. Die Hast, die wir bei der Arbeit sehen, findet sich auch beim Essen; sie schlingen die Speisen hinunter, ohne sie recht zu zerkauen, und schädigen auf diese Weise den Verdauungsprozeß. Ferner sieht man bei solchen Menschen fast immer eine gesteigerte Erregbarkeit; sie geraten über das Geringste in einen großen Affekt. Und diesen Momenten muß man nun am Tage entgegentreten und man erreicht dies durch ruhige, vernunftgemäße Aufklärung, durch Einfügen von Ruhepausen während des Tages; man erreicht dies letzten Endes auch durch Darreichung kleiner Dosen von Brom, freilich nicht in einem Tage, sondern meistens erst nach einiger Zeit. Ich bevorzuge das Natrium bromatum, von dem in leichten Fällen zwei- bis dreimal täglich 0·5 genügen, in schwereren Fällen 2·0 bis 3·0; die Bromsalze sollen zur Schonung des Magens immer mit Wasser (Zuckerwasser) genommen werden. Bei gesteigertem Affekte, besonders bei ängstlich gesteigertem Affekte, fügt man dem Bromsalz etwas Codein hinzu, jedoch in nicht zu kleinen Dosen. Etwa so:

Natrii bromati 10·0
Codeini hydrochlorici 0·3 (!) (decigrammata tria)
Aquae destillatae 150·0
Signa: zwei bis drei Eßlöffel täglich nach dem Essen (mit Wasser).

Sehr günstig wirkt in den leichteren Fällen auch das geruch- und geschmacklose A d a m o n (Dibromdihydrozimtsäureborneolester), von dem dreimal täglich eine Originaltablette zu 0·5 gegeben wird, oder das noch besser wirkende A b a s i n (Acetylbromdiaethylacetylcarbamid), wovon ebenfalls dreimal täglich ein (bis zwei) Originaltabletten zu 0·25 in Wasser gelöst zu nehmen sind. Sehr gut bekömmlich und wirksam ist S e d o b r o l, und zwar ein Originalwürfel in heißer Suppe, auch zwei- bis dreimal des Tages.

Bei Kranken, deren Tonus viel zu wünschen übrig läßt, wird man nötigenfalls zu Baldrianpräparaten greifen, so zu V a l i d o l (Baldriansäuremethylester mit Menthol), etwa dreimal täglich sechs Tropfen in Wasser, T i n c t u r a V a l e r i a n a e, dreimal täglich 15 Tropfen, B o r n y v a l (Isovaleriansäureborneolester), dreimal täglich eine Gelatinekapsel zu 0·25 nach der Mahlzeit, und Ähnlichem. Gerade in solchen Fällen wirkt gleichzeitig etwas Chinin oft überraschend, besonders das valeriansaure Chinin vielleicht in der Form der Neochinamyl-Dragées, dreimal täglich ein bis drei Stück nach dem Essen. Auch Brom mit Baldrian kann man geben.

Natrii bromati 10·0
Extr. aquosi ex radice Valer. 3·0:150·0
D. S.: zwei- bis dreimal täglich einen Eßlöffel nach dem Essen.

Ähnlich den Brompräparaten, nur etwas energischer wirkt das O p i u m, besonders bei jenen Zuständen, in welchen es gilt, die Angst zu bekämpfen. Man wird also Melancholikern tagsüber Opium geben, aber auch allen jenen Neurasthenikern, die schwere Angstzustände haben, am besten in der Form der Tinctura opii simplex dreimal täglich 15 Tropfen, unter Umständen auch steigend bis auf sechs- bis achtmal täglich oder in der Form von Pillen:

Extracti Opii 0·3 (!) (Decigrammata tria)
Pulv. et extr. Rhei 3·0
M. f. pil Nr. 30
S: Drei bis sechs Pillen täglich (nötigenfalls auch mehr).

Auch das Pantopon bewährt sich in solchen Fällen sehr gut, zumal da man es auch als subkutane Injektion verabreichen kann; von Pantopon gibt man 0·01 bis 0·02 in Pulver oder als Tablette oder in Lösung, subkutan einen Kubikzentimeter einer 2%igen Lösung (Originalampulle). Dies gilt besonders für Fälle von gelegentlicher Schlaflosigkeit nach Operationen. Morphium ist dagegen als Schlafmittel überhaupt zu vermeiden, auch zu gelegentlichem Gebrauch, da besonders bei nervösen Menschen zu leicht eine Gewöhnung an das Morphium eintritt. Wenn man schon Morphium zu verwenden gezwungen ist, soll man es in der Form von Trivalin (Morphin-Coffein-Cocain-Isovalerianat) geben, entweder in Tabletten zu 0·02 oder als Injektion in der gleichen Menge.

Ich wiederhole aber, daß gerade bei solchen Kranken die psychische Aufklärung, die Beruhigung vor dem Schlafe durch Wegsuggerieren hypochondrischer Angstzustände den Schlaf herbeiführen kann. Selbstverständlich wird auch die Hydrotherapie imstande sein, derartigen Kranken die für den Schlaf notwendige Beruhigung herbeizuführen.

Nützen aber alle Mittel nicht, dann wird man der Schlafstörung symptomatisch an den Leib rücken müssen. Die einfachsten Mittel dieser Art sind die kalmierenden Tees und laue protrahierte Bäder. Von Teesorten kommen nur in Frage der Baldriantee oder der Orangenblütentee (bereitet aus je zwei Kaffeelöffeln Tee, aufkochen, durchseihen, nach Wunsch süßen und lau, nicht heiß trinken). Ich vermeide es in der Regel abendliche Bäder anzuordnen. Am besten sind, wenn irgend möglich, morgendliche Bäder von 28º R = 35º C, bei Anaemischen um 1º mehr oder dort, wo die Kranken solche warme Bäder nicht gewohnt sind, nur 27º R = 34º C, von einer halbstündigen Dauer, wonach ein bis zwei Stunden Ruhe (nicht Bettruhe) einzuhalten ist. Der späteste Termin, zu dem ein Bad genommen werden sollte, ist vier Uhr Nachmittags, da die abendlichen Bäder Nervöse zumeist erregen. Man kann dem Bad auch einen Kamillenabsud (15 Dekagramm pro Bad) oder etwas Kiefernadelessenz o. dgl. zusetzen. Abends kann man oft sehr gut mit wechselwarmen Fußbädern, mit Wassertreten, mit feuchten Wadenbinden helfen (jede Wade für sich wickeln), wohingegen umständliche Wasserprozeduren (namentlich kalte Wasseranwendungen) am besten vermieden werden sollen.

Eine weitere Gruppe der Schlafmittel stellen die Brompräparate dar, und zwar die reinen Brompräparate, entweder in der Form, wie ich sie früher schon erwähnt habe, oder in etwas größeren Dosen auf einmal, auch in Kombination mit Baldriantee oder Orangenblütentee.

Wenn ich nun die eigentlichen Schlafmittel besprechen soll, so möchte ich von den verschiedenen pharmakologischen oder pharmakodynamischen Wirkungen absehen und sie rein nach ihrer Wirkungsweise gradatim besprechen (H. Meyer und Ernst Peter Pick, Albrecht Renner, Pilcz). Es ist nur wichtig zu bemerken, daß man die Dosen der Schlafmittel nicht verzetteln soll, daß alle Mittel vor dem Schlafengehen und nicht erst nachts nach langem Wachen zu nehmen sind, dies auch wenn die Schlafstörung aus zu frühem Erwachen besteht. Tritt trotz Anwendung eines Schlafmittels nachts eine Unterbrechung des Schlafes ein, dann kann man gelegentlich noch eines der leichteren Mittel, die rasches Einschlafen bewirken (Bromural, Adalin), nachschicken.

Als erstes Schlafmittel möchte ich das Bromural anführen (Monobromisovalerianylharnstoff). Es ist in Tabletten zu 0·3 erhältlich, hat einen leicht bitteren Geschmack und wird am besten eine halbe Stunde vor dem Schlafengehen mit Flüssigkeit genommen, und zwar in der Dosis von ein bis zwei Tabletten; es schadet auch nichts, wenn drei oder vier Tabletten verabreicht werden. Es ist jenes Mittel, das bei Nervösen das Einschlafen abkürzt, ohne aber den Schlaf wesentlich zu vertiefen. Es besitzt keine Nachwirkung und ist auch in Dosen von mehreren Grammen nicht giftig.

Eine ähnliche, nur etwas stärkere Wirkung hat das Adalin (Bromdiaethylazetylcarbamid). Es ist zum Unterschiede vom Bromural in Flüssigkeit nicht löslich, soll aber doch mit Flüssigkeit genommen werden, in der es zerfällt, ebenfalls meistens in der Dosis von ein bis zwei Originaltabletten, etwa 10 Minuten vor dem Schlafengehen. Auch hier schaden drei oder vier Tabletten nicht. Adalin hat einen kaum merkbaren bitteren Geschmack. Der Kranke schläft leicht ein. Der Schlaf ist etwas tiefer als beim Bromural und das Mittel wird längere Zeit anstandslos vertragen. Nur in seltenen Fällen sah ich danach morgens vorübergehend Kopfschmerzen auftreten.

In bezug auf die Wirksamkeit möchte ich in die gleiche Reihe mit Bromural und Adalin das Neuronal (Bromdiaethylazetamid) stellen, das sich in Wasser kaum löst und bitter schmeckt. Es wird in Dosen zu 0·5 als Pulver verschrieben und hat den Vorteil, daß man es schon tagsüber geben kann, wonach es dann am

Abend leichter wirkt. Zwei- bis dreimal 0·5 des Tages, dazu noch ein Pulver am Abend vor dem Schlafengehen, werden ähnlich wirken wie Bromural. Es erzeugt kaum je irgendwelche Nebenwirkungen, wenn man von einer gelegentlichen Pulsbeschleunigung absieht; es hat in manchen Fällen eine ganz ausgezeichnete Wirkung. — Eine etwas stärkere Wirkung entfaltet das V o l u n t a l (Trichloraethylester der Carbaminsäure), das in Tabletten zu 0·5 erhältlich ist. Man kann die Dosis bis auf 4 Tabletten steigern (2·0), ohne Schaden zu stiften. Es wirkt besonders in Fällen von unkomplizierten Schlafstörungen, aber es ist nicht in allen Fällen wirksam.

Eine weit tiefere Wirkung enthalten die Präparate der B a r b i t u r s ä u r e r e i h e, von denen in allererster Linie das Veronal (Acidum diaethylbarbituricum), dann das Medinal (Veronal-Natrium) und schließlich das Luminal (Phenylaethylbarbitursäure) praktisch in Frage kommen; diese drei Mittel stehen jetzt wohl am meisten in Gebrauch. Sie haben einen bitteren Geschmack; sie sind, wenn man vom Medinal absieht, wasserunlöslich.

Man reicht das V e r o n a l in Tabletten oder in Pulvern zu 0·5 in heißer Flüssigkeit (jedoch nicht in Milch) und kann nötigenfalls die Schlafdosis auf 0·75 bis 1·0 steigern; darüber hinaus gehe man aber niemals. Man gibt es in der Regel eine Stunde vor dem Schlafengehen, denn es bedarf mitunter so langer Zeit, um den Schlaf herbeizuführen. Infolge seiner schlechten Resorption wirkt das Veronal nach und erzeugt manchmal Erbrechen, gelegentlich auch Kopfschmerzen und Schlafsucht. Schon bei kleineren Dosen häufigeren Gebrauches sah ich gelegentlich unangenehme Exantheme auftreten, die allerdings nach dem Aussetzen des Mittels in wenigen Tagen unter einer ganz indifferenten Behandlung schwinden. Es scheint, daß eine gewisse Überempfindlichkeit einzelner Kranker diesem Mittel gegenüber besteht. Das gilt besonders für die Arteriosklerotiker mit gleichzeitiger Nierenschädigung; hier ist das Veronal, obgleich es den Blutdruck herabsetzt, kontraindiziert. Obwohl es einen ruhigen tiefen Schlaf gewährleistet, der oft sechs bis acht Stunden anhält, ist das Veronal deswegen sehr unangenehm, weil es von allen Schlafmitteln am häufigsten zu Vergiftungen verwendet wird; die tötliche Dosis ist individuell ganz verschieden; durchschnittlich werden 10 Gramm, das sind also 20 Tabletten, noch vertragen, aber die Hälfte dieser Dosis hat auch schon bei einzelnen zum Tode geführt. Dabei muß der Tod nicht gleich am ersten Tage eintreten, sondern das Koma kann auch tagelang bestehen; Atmung und Puls ist in diesen Fällen meistens herabgesetzt und oberflächlich; der Blutdruck ist erniedrigt, es besteht Neigung zu Blutungen und absolute Areflexie einschließlich der Pupillenreflexe; vollständige Hypotonie der Muskulatur stellt sich gewöhnlich ein. Außerdem ist ein sehr ausgesprochener Dermographismus wahrzunehmen. Entweder tritt der Tod infolge Herzschwäche ein oder es kommt zur Pneumonie. Unter allen Umständen muß man bei Konstatierung oder Annahme einer Veronal-Vergiftung den Magen ausspülen. Da aber meistens die Einnahme des Mittels und die Anwendung von Gegenmitteln zeitlich stark auseinanderfallen, so daß man im Magen kaum mehr etwas von dem Veronal wird finden können, so ist eine sehr ausgiebige Darmspülung in allererster Linie angezeigt. Daß man daneben Herz und Atmung durch Koffein, Kampher, Lobelin wird anregen müssen, ist selbstverständlich. Infolge des Umstandes, daß das Veronal so häufig zu Vergiftungen verwendet wird, habe ich in der letzten Zeit vollständig von der Verordnung von Veronal abgesehen und nur mehr Medinal verschrieben.

Das Medinal. (Veronal-Natrium) enthält etwa 90% Veronal, ist wasserlöslich und kann nicht nur per os, sondern auch per rectum und auch subkutan gegeben werden. In Dosen von 0·5 bis 0·75, das sind ein bis ein und einhalb Tabletten zu 0·5 ungefähr eine Stunde vor dem Schlafengehen verabreicht führt das Medinal einen tiefen Schlaf herbei, besonders in Fällen leichter Erregbarkeit. Oder man verschreibt:
Medinali 0·75
But. Cac. q. s. ut fiat suppos.
D. tal. supp. Nr. VI
D. S.: Abends eine Stunde vor dem Schlafengehen ein Zäpfchen einzuführen.

Hier habe ich niemals eine Vergiftung gesehen, auch nie ein Medinalexanthem; es wäre aber erklärlich, wenn bei entsprechend hohen Dosen das Gleiche eintreten würde wie bei einer Veronalvergiftung.

Eine intensivere Wirkung als Veronal und Medinal hat das Luminal, von dem ich nur die Originaltabletten zu 0·3 als Schlafmittel verwende. Über dieses Maß hinaus kann man unter Umständen noch bis etwa 0·5 gehen, aber nicht höher. Luminal wirkt aber gelegentlich auch schon in kleineren Dosen zu 0·1. Es löst sich ebenfalls schlecht in Wasser, schmeckt leicht bitter und bewirkt gleich dem Veronal und Medinal einen verhältnismäßig tiefen Schlaf. Auch hier gibt es ein lösliches Salz, das Luminal-Natrium, das 90% Luminal enthält und dem Luminal vorzuziehen ist. Die Luminalnatriumlösung (20%) muß jedesmal frisch bereitet werden durch Auflösen eines Ampulleninhaltes (von 0·22 Luminalnatriumpulver) in einem Gramm sterilen Wassers; doch darf man nicht übersehen, daß die Injektion schmerzhaft ist und sogar Nekrosen verursachen kann; deshalb wird das Luminalnatrium auch besser intravenös injiziert. Die Giftwirkung des Luminals ist eine ähnliche wie beim Veronal.

Der gleichen Gruppe angehörig ist das Dial oder Curral (Diallylbarbitursäure). In Tabletten zu 0·1 führt es schon nach einer halben bis einer Stunde Schlaf herbei. Doch genügt diese Dosis meistens nicht und man wird das Doppelte oder Dreifache (0·3) geben müssen; da es sich im Organismus leicht zersetzt und schneller ausgeschieden wird, hat es wenig Nachwirkungen und kumuliert sich nicht leicht. Der Fehler ist nur, daß es sich in seiner Wirkung ziemlich rasch erschöpft und daß seine Giftwirkung auch eine ziemlich beträchtliche ist; die tötliche Dosis beträgt 2 Gramm. Nicht uninteressant ist, daß größere Mengen von Dial rauschähnliche Zustände mit Illusionen und Halluzinationen erzeugen.

Das Somnifen (Originallösung) ist eine 20%ige Lösung der Diaethylaminsalze von 0·1 Diaethyl- und 0·1 Dipropenylbarbitursäure in einem Kubikzentimeter Wasser. Es ist ebenfalls eine lösliche Barbitursäureverbindung und wirkt in der Dosis von 30 bis 50 Tropfen, die man am besten in Orangeblütentee reicht, oft ganz gut. Der Schlaf tritt meistens schon nach einer halben bis einer Stunde ein und dauert 5 bis 7 Stunden. Das Mittel ist auch subkutan, intramuskulär und intravenös verwendbar; man erhält Originalampullen zu 2 Kubikzentimetern. Intramuskulär werden zwei (bis höchstens vier) Kubikzentimeter in die Gesäßmuskulatur eingespritzt. Man darf aber nicht vergessen, daß das Somnifen eine überaus stark lokale Reaktion hervorruft und daß ihm gleich den übrigen Barbitursäurepräparaten eine beträchtliche Giftwirkung innewohnt. Das kann schon bei den eben angeführten Dosen der Injektion der Fall sein. Es führt auch leicht zu Speichelfluß, Erbrechen und Durchfall.

Ein neueres Schlafmittel ist unter dem Namen Phanodorm bekannt (Aethylcyclohexenylbarbitursäure), das in Tabletten zu 0·2 in den Handel kommt, leicht bitter schmeckt und wasserunlöslich ist. Eine halbe bis eine Stunde vor dem

Schlafengehen genommen wirkt es besonders in leichteren Fällen zuverlässig, ist aber auch in schwereren Fällen noch wirksam, wenn man mit der Dosis ein wenig in die Höhe geht (2 bis 3 Tabletten). Man hört nur gelegentlich die Klage, daß das Mittel morgens nicht vollständig verbraucht ist, daß der Kopf eingenommen ist und gelegentlich etwas schmerzt. Doch das verliert sich gewöhnlich schon nach einer Stunde. Wenn man große Mengen dieses Mittels nimmt, werden natürlich ähnliche Vergiftungserscheinungen auftreten wie bei allen Barbitursäurepräparaten.

Noctal (Isopropylbrompropenylbarbitursäure) wird in Tabletten zu 0·1 abgegeben, ist gut bekömmlich und wirksam, ohne daß Nachwirkungen auftreten. Es ist nahezu geschmacklos.

Ein anderes Mittel dieser Gruppe ist das Proponal (Dipropylbarbitursäure). Davon gibt es Originaltabletten zu 0·1. Eine Tablette (bis höchstens 3 Tabletten = 0·3) wirkt zum Unterschiede von den anderen Barbitursäurepräparaten schneller, oft nach 15 Minuten. Das Proponal ist aber besonders bei Arteriosklerose und bei Myokardaffektionen kontraindiziert. Es erschöpft sich übrigens auch auffallend rasch.

Eine besondere Besprechung bedürfen jene Mittel, welche Kombinationen von Barbitursäure mit den an sich schon Schlaf bewirkenden Antineuralgicis darstellen. Ich meine die Kombination mit Pyramidon, Phenacetin, Kodein. Man kann jedem Schlafmittel abends ein Antineuralgicum beigesellen und wird dann oft von dem besseren Erfolge des Schlafmittels überrascht sein, als wenn man das Schlafmittel allein reicht. Die chemische Industrie hat in letzter Zeit in dieser Beziehung drei Mittel hergestellt, zunächst das Veramon.

Das Veramon ist die Verbindung von Veronal mit Pyramidon (im Verhältnisse von 1:2). Es hat den Vorteil, daß man es bei Tag geben kann, ohne Schläfrigkeit zu erzeugen, und daß es abends in irgendeinem der kalmierenden Tees gereicht auch bei Schmerz von geringerer Intensität Schlaf herbeiführt. Es wird in Tabletten zu 0·4 in den Handel gebracht; man gibt 1 bis 2 Tabletten.

Die Mischung von Codeinum diaethylbarbituricum und Natrium diaethylbarbituricum wird als Codeonal bezeichnet. Eine Originaltablette enthält 0·02 Codeinsalz und 0·15 Veronal-Natrium. Es wirkt besonders in jenen Fällen gut, wo Ängstlichkeit vorhanden ist, aber auch in leichteren Fällen mit Expansion. Man muß es eine Stunde vor dem Schlafengehen reichen.

und zwar genügt meistens nicht eine, sondern zwei der Originaltabletten.

Pyramidon in Verbindung mit Isopropylpropenylbarbitursäure wird als A l l o n a l bezeichnet; es sind Tabletten, die 0·16 wirksamer Substanz enthalten, ein wenig bitter schmecken, sich im Wasser nur wenig lösen und in der Menge von 1 bis 2 Tabletten, besonders bei Schmerz, als Schlafmittel sehr brauchbar sind.

Die Kombination von Veronalnatrium, Phenacetin und Codein (0·3 + 0·25 + 0·025) ist als S o m n a c e t i n von Noorden empfohlen worden. Eine Tablette enthält die halbe eben angeführte Dosis. Es ist ein ganz ausgezeichnetes Mittel, das den großen Vorteil hat, daß man es besonders bei Senilen und Arteriosklerotikern anwenden kann, ohne die sonst gefürchteten Nebenwirkungen des Veronals zu bekommen. Es genügen gewöhnlich zwei Tabletten, man kann aber auch auf drei steigen. Es kommt auch in einer löslichen Form (Somnacetinum solubile 2·0) in den Handel. Sein Gehalt an Veronalnatrium weist schon darauf hin, daß die Nach- und Nebenwirkungen bei zu großen Dosen die gleichen sein werden wie beim Veronal.

Anschließend daran sei ein Mittel erwähnt, das eine mehr spezifische Wirkung hat, das N i r v a n o l; es steht den Barbitursäurepräparaten nahe (Phenylaethylhydantoin), löst sich in Wasser schwer, ist geschmacklos und wirkt in Dosen von 0·25 bis 1·0 als ziemlich gutes Schlafmittel. Ich gebe es besonders in den Fällen von störendem Priapismus, aber nicht über 0·5 als Pulver, da es mir nicht ganz ungefährlich erscheint und oft zu protrahierten Schlafzuständen führt.

Diesen neueren Schlafmitteln stehen sehr wertvolle ältere zur Seite, die leider in letzter Zeit mehr und mehr in den Hintergrund gedrängt wurden, ohne daß eigentlich eine Berechtigung hierfür vorläge. Ich meine das Amylenhydrat, das Paraldehyd und das Chloralhydrat.

Das A m y l e n h y d r a t (Amylenum hydratum, Dimethylaethylcarbinol) ist eine farblose Flüssigkeit von pfefferminzartigem Geschmack und Geruch, es löst sich im Wasser nur im Verhältnis von 1:8. Ich schreibe gewöhnlich eine Lösung von 10:150 Wasser auf, ohne Geschmackskorrigens, das jeder nach seinem Geschmack sich hinzufügen kann. Es wirkt in Gaben von 1·5 bis 3·0 oder 4·0, das sind 1½, 3 bis 4 Eßlöffel der Lösung 10·0:150·0, fast sicher schlafbringend, wenn man es eine halbe bis eine Stunde vor dem Schlafengehen nimmt. Es kommt nur leicht beim Einschlafen zu einer nervösen Unruhe, offenbar in Fällen leichter Störungen von Atmung und Zirkulation, die aber nichts zu bedeuten hat. Ich kenne einen Fall, der über 20 Jahre Amylenhydrat als Schlafmittel benützte, wobei es nie seine Wirkung einbüßte und keinerlei Schädigungen hervorrief. Vergiftungen sind ungemein selten. Ein Todesfall ist überhaupt nicht bekannt worden. Als toxische Dosis kann man etwa 20 Gramm des Mittels bezeichnen. Es kann auch als Klysma angewendet werden, und zwar in der Menge von je 50 Gramm einer Mischung von 10.0 Amylenhydrat auf 150·0 Mucilago Gummi acaciae.

Noch besser wirkt das Polymerisationsprodukt des Acetaldehyds, das Paraldehyd. Es ist eine farblose Flüssigkeit. Wenn es nicht einen so schlechten Geschmack und einen unangenehmen Geruch hätte, der sich der Expirationsluft mitteilt, wäre es ein ideales Schlafmittel. Es führt schon in wenigen Minuten Schlaf herbei und wirkt in Dosen von 5·0 bis 10·0 nahezu sicher. Da es sich im Wasser ebenso löst wie das Amylenhydrat, wird es am besten in größeren Mengen von Wasser verabreicht. In bezug auf Giftwirkung scheint es sich ähnlich zu verhalten wie das Amylenhydrat; erst in einer Menge von über 30 Gramm des Mittels wird die Atmung unregelmäßig und beschleunigt und es tritt Cyanose auf; auch delirante Zustände werden bei zu großen Dosen beschrieben.

Viel giftiger als Amylenhydrat und Paraldehyd ist das Chloralhydrat (Chloralum hydratum), das Hydrat des Trichloracetaldehyds. Diese stark bitter schmeckende, pulverförmige Substanz löst sich leicht in Wasser auf. Als Maximaldose kann man 3·0 (!) pro dosi und 6·0 (!) pro die bezeichnen. Im Klysma muß man das Mittel mit irgendeinem schleimigen Vehikel verschreiben (Rp. Chlorali hydr. 3·0, Mucil. Gummi acac. 150·0, D. S.: Die Hälfte für ein Klysma). Der Schlaf tritt schon nach einer halben Stunde ein, vertieft sich und dauert acht Stunden. Das Mittel ist bloß gelegentlich anzuwenden, und zwar nur bei absolut normalen, nicht herz- oder gefäßkranken Personen. Es hat offenbar auf das Herz eine sehr schwer schädigende Wirkung und es kann selbst nach Einnahme der gebräuchlichen Dosen bei Herzkranken zu plötzlichen Todesfällen kommen. Andererseits wieder gibt es Fälle, wo exorbitant hohe Dosen ohne weiteren Schaden vertragen werden. Es scheint, daß die Giftwirkung des Chloralhydrats hauptsächlich bei Herzkranken und Arteriosklerotikern in Erscheinung tritt.

Das Isopral (Trichlorisopropylalkohol) ist nicht mehr viel in Gebrauch. Es wurde zu 0·5 pro dosi (Tabletten oder Drageés) gegeben, hat jedoch meistens erst bei 1·0 — 2·0 eine Wirkung entfaltet. Besonders bei Psychosen mit Erregungszuständen war es beliebt. Es löst sich nicht über 3% in Wasser. Man gab es auch in (alkoholischer) Lösung etwa 3·0 auf 100·0 des Lösungsmittels.

 Rp. Isoprali 3·0
   Spir Vini dil. 30·0
   Syrupi simpl. ad 100·0
   Olei Menthae gtt III
   D. S.: 2 — 3 Eßlöffel.

Als letzte Gruppe von Schlafmitteln möchte ich das Sulfonal und das Trional anführen.

Das Sulfonal (Diaethylsulfondimethylmethan) ist ein geruch- und geschmackloses Pulver; da es sich in warmem Wasser, besonders aber in schwacher alkalischer Flüssigkeit löst, würde es als ein ideales Schlafmittel erscheinen. Da es jedoch unendlich langsam resorbiert wird, wirkt es nur dann, wenn man es zwei Stunden vor dem Schlafengehen verabreicht; es vertieft und verlängert den Schlaf. Mehr als 1·0 pro dosi sollte man nicht verwenden. Es wirkt meistens lange nach und kann bei längerer Verwendung zu schweren Nierenschädigungen, sowie zur Veränderung der roten Blutkörperchen (Haematoporphyrinurie) führen. Wenn man es länger verabreicht, treten auch schwere gastrointestinale Störungen auf, sowie Störungen des zentralen Nervensystems, so daß man besser von der Verabreichung des Mittels absieht. Ich erwähne es nur, weil es gleich dem Trional (Methylsulforal) von älteren Ärzten noch gerne gegeben wird. Das Trional wirkt rascher, wird auch rascher resorbiert und bringt in Dosen von 1·0 gewöhnlich einen tiefen Schlaf. Trional kumuliert sich aber bald und soll nicht täglich gegeben werden.

Die Schlafstörungen des Kindesalters sind fast nur ätiologisch zu behandeln. Darmstörungen, Rhachitis, adenoide Vegetationen usw. sind entsprechend zu beachten und zu behandeln. Auch das nervöse Kind bedarf meistens keiner Schlafmittel. Was die Suggestion nicht zu leisten vermag, kann man zumeist mit protrahierten lauen Bädern erreichen, gegebenenfalls mit Kamillenzusatz: und wenn auch das versagt, kommt man oft zum Ziele mit kleinen Bromdosen.

 Rp. Natrii bromati 5·0
 Aquae dest. 150·0

Syrupi rubi Idaei 20·0
D. S. Je nach dem Alter von drei Kaffeelöffeln bis zwei bis drei Eßlöffel.

Brom ist auch indiziert in den Fällen von motorischen Erscheinungen. Hier kann man auch die „Luminaletten" geben (das sind Luminaltabletten zu 0·015), und zwar je nach dem Alter des Kindes von ein bis drei am besten schon untertags. Damit kann man sowohl das Kopfwackeln als auch die somnambulen Zustände beeinflussen, von der echten Epilepsie nicht zu sprechen. Andere Schlafmittel sind beim Kinde in der Mehrzahl der Fälle wohl zu vermeiden.

Schlafmittelgewöhnung.

Es ist einleuchtend, daß bei nervösen Personen, die eine Zeitlang Schlafmittel genommen haben, leicht eine Gewöhnung an die Schlafmittel eintritt, da solche Kranke sofort ängstlich werden, das heißt, sich fürchten, keinen Schlaf zu finden, wenn man ihnen den fortgesetzten Gebrauch dieser Mittel untersagt. In solchen Fällen genügt es zumeist, dem Patienten während des Tages kleine Mengen von Brom zu geben, welches die Ängstlichkeit zum Schwinden bringt und dadurch die Entziehung des Schlafmittels erleichtert.

Anders ist es in den Fällen dauernder Schlafmitteldarreichung. Hier muß man vor allem die Menge des Mittels ins Auge fassen. Meistens ist der Arzt selbst Schuld an der Steigerung der Mittel. Hat ein solcher Patient einmal mit der gewohnten Dosis nicht geschlafen und wendet er sich deshalb an seinen Arzt, dann hört man nicht selten, daß dieser den Auftrag gibt, das Mittel zu steigern. Selbstverständlich behält der Patient dann diese Steigerung bei und verordnet sich, falls auch bei der Steigerung einmal Schlaflosigkeit eintritt, selbständig eine weitere Steigerung. Nun muß man aber wissen, daß auch bei den besten Schlafmitteln ein oder das andere Mal ein Versagen vorkommen kann. Das tut nichts zur Sache und man wird gewöhnlich dafür auch einen außerhalb des Mittels gelegenen Grund finden. Man steigere deshalb nicht gleich die Dosis, sondern suche den Patienten auf andere Weise ein wenig zu beruhigen (Bäder, kalmierende Thees, Brom). Wirkt das aber nicht, dann steigere man die Mittel bei den leichteren durchschnittlich bis zum dreifachen, bei den schwereren auf das doppelte, wobei natürlich die Grenzen keine so scharfen sind und dem individuellen Vorgehen kein Zwang auferlegt sei.

Sollte durch diese Steigerung kein Erfolg erzielt werden, dann wechsle man das Mittel. So erreicht man meistens sein Ziel.

Ganz anders liegen die Dinge, wenn man es mit einem „Süchtigen" zu tun hat. Hier macht sich dann ähnliches geltend wie beim chronischen Alkoholismus oder beim Morphinismus. Der Patient verlangt nach immer stärkeren Dosen oder mischt die Mittel durcheinander und man kann schließlich erfahren, daß ganz unglaubliche Dosen genommen werden können, ohne daß die dabei zu erwartende schwere Vergiftung eintritt. Die Folge davon ist meistens die, daß solche Kranke das Mittel nachts nicht konsumieren und dann weit in den Tag hinein tief schlafen. Aber auch dann werden sie nicht vollständig munter, sondern sind tagsüber taumelig, halb benommen, verdrossen, zu keiner ernsten Arbeit fähig. Was das zum Beispiel für einen Angestellten bedeutet, kann man sich wohl vorstellen. Ich sah einen derartigen Fall bei einer Hausfrau, welche dadurch zum Ruin der Familie wurde. Man darf also diese Gewöhnung bei Süchtigen nicht unterschätzen, da analoge Folgen auftreten können wie beim chronischen Morphinismus.

Es ist allerdings schwer, solche Kranke zu entwöhnen, zumal da sie in den Heilanstalten und besonders in den Sanatorien — denn zu Hause ist eine Entwöhnung nicht möglich — durch ihre nächtliche Unruhe das Haus durcheinander bringen. Auch bedeutet ja eine mehrtägige Schlaflosigkeit eine schwere Gesundheitsschädigung. Am besten ist es, solche Kranke tagsüber in einem Dämmerzustand zu erhalten, indem man ihnen große Bromdosen gibt (3·0—4·0 Bromnatrium) oder ohne ihr Wissen Opium (6 bis 9 Pillen zu 0·01 im Tage); dann gelingt es meistens mit geringeren Mitteln Schlaf herbeizuführen. Auch kann man statt der geschmacklosen Mittel oder jener, deren Geschmack leicht zu verdecken ist, das Paraldehyd verwenden, das von den Süchtigen nicht gerne genommen wird. Aber ich kenne auch einen Fall von Paraldehydsüchtigkeit. Man wähle eine geschlossene Anstalt und sorge dafür, daß diese vom Kranken nicht eher verlassen wird, bis die Entwöhnung eingetreten ist. Das dauert oft Monate. Trotz all dieser Bemühungen wird man bei Süchtigen sehr oft die größten Enttäuschungen erleben.

MIX
Papier aus verantwortungsvollen Quellen
Paper from responsible sources
FSC® C105338

If you have any concerns about our products,
you can contact us on
ProductSafety@springernature.com

In case Publisher is established outside the EU,
the EU authorized representative is:
**Springer Nature Customer Service Center GmbH
Europaplatz 3, 69115 Heidelberg, Germany**

Printed by Libri Plureos GmbH
in Hamburg, Germany